小儿药证直诀笺正

总主编　李成文　王　琳
原　著　清·张山雷
主　编　王　琳　侯江红
编　委　马丙旭　赵旦娅　李景新

U0336718

河南科学技术出版社
·郑州·

图书在版编目（CIP）数据

小儿药证直诀笺正／王琳，侯江红主编. —郑州：河南科学技术出版社，2020．3（2024.8重印）

ISBN 978-7-5349-8777-9

Ⅰ．①小… Ⅱ．①王… ②侯… Ⅲ．①中医儿科学-中国-宋代 ②《小儿药证直诀》-注释 Ⅳ．①R272

中国版本图书馆 CIP 数据核字（2017）第 140691 号

出版发行　河南科学技术出版社

　　　　　地址：郑州市郑东新区祥盛街 27 号　　邮编：450016

　　　　　电话：（0371）65788613　　　65788629

　　　　　网址：www. hnstp. cn

策划编辑：邓　为

责任编辑：邓　为　李振方

责任校对：董静云

封面设计：中文天地

责任印制：朱　飞

印　　刷：永清县晔盛亚胶印有限公司

经　　销：全国新华书店

开　　本：850mm×1168mm　1/32　印张：6.5　字数：150 千字

版　　次：2020 年 3 月第 2 版　　2024 年 8 月第 2 次印刷

定　　价：58.00 元

如发现印、装质量问题，影响阅读，请与出版社联系并调换。

内容提要

《小儿药证直诀笺正》是近代名医张寿颐（字山雷）依宋代医家钱仲阳的《小儿药证直诀》一书，结合临证经验进行逐一笺正而成，撰于1922年。全书凡三卷，卷上为脉证治法，计八十一症；卷中为临证治疗案例，凡二十三条；卷下为附方。张氏对原书之精义详加阐发，持论公允，见解独到；对谬误不当之处，则提出自己见解，同时还指出由于时代不同，临床应用不能拘守古方，执一不化，而应灵活化裁，有所变通。是书曾作为兰溪中医专门学校的儿科教材，故又名《幼科学讲义》。

校注说明

《小儿药证直诀笺正》系清代著名医家张山雷所著，全书三卷。本次校注以1930年张氏体仁堂本为底本，以清代医家周学海《小儿药证直诀》刻本（简称周学海本）为校本整理而成。

现将本次校注的有关问题说明如下：

1. 采用现代标点方法，对原书进行重新句读。

2. 原书中繁体字、异体字、俗写字，径改为规范简体字，不出校记。

3. 原书通假字予以保留，以"……通……"出注说明。

4. 对难字、生僻字词加以注音及注释。若原文为冷僻字而未经规范简化者，则保留原文不予校改。

5. 同一含义（用法）的字、词需多次出注者，只在首见处出注。

6. 因书改横排，原"右""左"现为方位词上、下之义者，径改为"上""下"。原书"藏""府"字义为"脏""腑"时，以"脏""腑"律齐。

缘起

寿颐不才，辱承本校前校长诸葛少卿君，谬采虚声，延任中医专校主席，于今再易寒暑。诸生在正科，已为第二年级。拙编生理、脉学、药物、药剂诸种，于医药普通学识，固已约略粗具。监学建德沈湘渔先生谓"内科"二字，所赅最广。然女幼外科，各有专家法守。假使仅仅从事于普通内科，而于各专科之学，绝无见闻，未免缺憾。嘱于女科、幼科、疡科三者，择其简明切用之本，辑为专书，以寓分科之意，则诸生尝鼎一脔，庶几各有门径，蔚为全材，庶不负本校"专门"二字之旨。寿颐自问半生学术，不过于内、外二科，稍谙门径，何敢妄称专家。若至儿医，则不晓推拿手法，岂敢觍颜以编撰幼科专书，贻讥大雅。惟念女、幼、疡医三科，虽脉理病情，药物治验，无不息息相通，究竟同中之异，铢两各殊，苟非研究有年，最易失之毫厘，差以千里。若世俗通行各种，繁者则失之支蔓，简者又苦于陋略，殊不足为学者益智之粽①。爰以业师朱氏阆僊先生家法，辑为《疡科纲要》二卷。女科则以王氏孟英刊行之沈尧封《女科辑要》，附参拙见，撰为《沈氏女科笺正》二卷。幼科则宋之仲阳钱氏，医林共推圣手，著《小儿药证直诀》一书。乾隆时四库开馆，余尚未得其真本，仅仅从《永乐大典》录出，重编三卷，有聚珍版行世，而武英殿聚珍本近已难得，学者每

---

① 益智之粽：中药益智仁与米混合做成的粽子。《资治通鉴》："循遗刘裕益智粽，裕报以续命汤。"此处引申为增进智力之义。

苦无可购读。近始于池阳周氏澄之所刻医学丛书中一见之，则别得仿宋本而刊行者，当是宋代旧本，尤可宝贵。爰为缮录一过，附之拙见，稍稍疏通而证明之，以治孩提。法已约略备具，唯其书裒①，集于阎氏季忠之手，明言汇采各本，参校编次，实非仲阳所自定，就中亦颇未尽纯粹者，则不敢谬附同声，阿私所好，姑就拙见所及，时加辩论，以窃附于诤臣诤友之义。爰以笺正颜之，初非敢蔑视前贤，自矜创获，俾诸生手此一编，而参幼科学之上乘禅，当视彼之仅仅问津于世俗方书者，或有上下牀之别焉。

时壬戌仲春嘉定张寿颐山雷甫属稿于浙东之兰溪中医学校

①裒（póu 抔）：聚集。《广雅疏证》："裒，聚也。"

阎季忠《小儿药证直诀》原序

医之为艺诚难矣，而治小儿为尤难。自六岁以下，黄帝不载其说，始有《颅囟经》，以占寿夭死生之候。则小儿之病，虽黄帝犹难之，其难一也；脉法虽曰，八至为和平，十至为有病，然小儿脉微难见，医为持脉，又多惊啼而不得其审，其难二也；脉既难凭，必资外证，而其骨气未成，形声未正，悲啼喜笑，变态不常，其难三也；问而知之，医之工也，而小儿多未能言，言亦未足取信，其难四也；脏腑柔弱，易虚易实，易寒易热，又所用多犀、朱、龙、麝，医苟难辨，何以已疾？其难五也。种种隐奥，其难固多。余尝致思于此，又目见庸医妄施方药而杀之者，十常四五，良可哀也！盖小儿治法散在诸书，又多出于近世臆说，汗漫难据，求其要妙，岂易得哉！太医丞钱乙，字仲阳，汶上人。其治小儿，该①括古今，又多自得，著名于时。其法简易精审，如指诸掌。先子治平中登弟，调须城尉识之，余五六岁时，病惊疳癖瘕，屡至危殆，皆仲阳拯之，良愈。是时，仲阳年尚少，不肯轻传其书。余家所传者，才十余方耳！大观初，余筮仕②汝海，而仲阳老矣。于亲旧间，始得说证数十条，后六年，又得杂方。盖晚年所得益妙，比于京师，复见别本。然旋著旋传，皆杂乱，初无纪律，互有得失，因得参校焉。其先后则次之，重复则削之，讹谬则正之，俚语则易之。上卷

---

① 该：通"赅"。

② 筮（shì 誓）仕：古人将做官时必先占卜问吉凶，故后称刚做官为"筮仕"。《左传·闵公元年》："初，毕万筮仕于晋……辛廖占之，曰：'吉'。"

脉证治法，中卷记尝所治病，下卷诸方，而书以全。于是古今治小儿之法，不可以加矣。余念博爱者，仁者之用心，"幼"幼者，圣人之遗训。此惠可不广耶？将传之好事者，使幼者免横夭之苦，老者无哭子之悲，此余之志也。因以明仲阳之术于无穷焉。

宣教郎大梁阎季忠序

钱仲阳传

钱乙，字仲阳，上世钱塘人，与吴越王有属①。俶②纳土，曾祖赟，随以北，因家于郓。父颢，善针医，然嗜酒喜游。一旦匿姓名，东游海上，不复返。乙时三岁，母前亡，父同产③嫁医吕氏，哀其孤，收养为子，稍长读书，从吕君问医，吕将殁，乃告以家世。乙号泣，请往迹④父，凡五六返，乃得所在。又积数岁，乃迎以归。是时乙年三十余。乡人惊叹感慨，为泣下，多赋诗咏其事。后七年，父以寿终，丧葬如礼。其事⑤吕君犹事父，吕君殁无嗣，为之收葬行服，嫁其孤女，岁时祭享，皆与亲等。乙始以《颅囟方》著山东。元丰中，长公主女有疾，召使视之，有功，奏授翰林医学，赐绯。明年皇子仪国公病瘛疭，国医未能治，长公主朝，因言钱乙起草野，有异能，立召入，进黄土汤而愈。神宗皇帝召见褒谕，且问黄土所以愈疾状，乙对曰：以土胜水，木得其平，则风自止，且诸医所治垂⑥愈，小臣适当其愈。天子悦

①有属：有亲戚关系。
②俶（chù 怵）：钱俶，钱缪之孙，是吴越第五个国王。
③父同产：与父亲同父母所生。指钱乙的姑母。同产，指同母所生的兄弟或姊妹。
④迹：追寻踪迹。
⑤其事：侍奉。《增韵》："事，奉也。"
⑥垂：将近，将要。

其对，擢①太医丞，赐紫衣②金鱼③。自是戚里贵室，逮士庶之家，愿致之无虚日。其论医诸老宿莫能持难，俄以病免。哲宗皇帝复召宿直禁中，久之复辟疾赐告，遂不复起。

乙本有羸疾，性简易嗜酒。疾屡攻，自以意治之，辄愈。最后得疾愈甚，乃叹曰：此所谓周痹也。因痹入脏者死，吾其已夫！已而曰：吾能移之使病在末。因自制药日夜饮之，人莫见其方。居亡④何，左手足挛不能用，乃喜曰：可矣！又使其亲登东山，视菟丝所生，秉火烛其下，火灭处，斫之，果得茯苓，其大如斗。因以法啖之，阅月而尽。由此，虽偏废，而气骨坚悍，如无疾者。退居里舍，杜门不冠屦，坐卧一榻上，时时阅史书杂说。客至酌酒剧谈，意欲之适，则使二仆夫舁之，出没闾巷，人或邀致之，不肯往也。病者日造门，或扶携襁负，累累满前。近自邻井，远自百数十里，皆授之药，致谢而去。

初长公主女病泄利将殆，乙方醉，曰：当发疹而愈。驸马都尉以为不然，怒责之，不对而退，明日疹果出，尉喜，以诗谢之。

广亲宗室子病，诊之曰：此可无药而愈。顾其幼曰：此儿旦夕暴病惊人。后三日过午无恙，其家

---

①擢（zhuó 浊）：选拔；提升。《正字通》："擢，今俗凡迁官曰擢。擢，犹升也，进也。"
②紫衣：紫色袍，宋三品以上官之公服。
③金鱼：即金鱼袋，唐宋三品以上官，随身佩之，以做召命验合之用。
④亡：同"无"。

恚曰:"幼何疾?医贪利动人乃如此。"明日果发痫,复召乙治之,三日愈。问何以无疾而知?曰:火急直视,心与肝俱受邪。过午者心已与肝所用时,当更也。

宗室王子病呕泄,医以药温之,加喘。乙曰:病本中热,脾且伤,奈何以刚剂燥之?将不得前后溲,与石膏汤,王与医皆不信,谢罢。乙曰:毋庸再召我。后二日,果来召,适有故不时往,王疑且怒,使人十数辈趣之至,曰:固石膏汤证也。竟如言而效。

有士人病咳,面青而光,其气哽咽,乙曰:肝乘肺,此逆候,若秋得之可治,今春不可治。其家祈哀,强之与药。明日曰:吾药再泻肝而不少却,三补肺而益虚,又加唇白,法当三日死。然安谷者过期,不安谷者不及期,今尚能粥,居五日而绝。

有妊妇得疾,医言胎且堕,乙曰:娠者五脏传养,率六旬乃更。诚能候其月偏补之,何必堕。已而子母皆得全。

又乳妇因大恐而病,病虽愈,目张不得瞑,人不能晓,以问乙,乙曰:煮郁李酒饮之,使醉则愈。所以然者,目系内连肝胆,恐则气结,胆衡不下,惟郁李去结,随酒入胆,结去胆下,目则能瞑矣。如言而效。

一日,过所善翁,闻儿啼,愕曰:何等儿声?翁曰:吾家孪生二男子。乙曰:谨视之,过百日乃可保。翁不怿,居月余,皆毙。

乙为方博达,不名一师,所治种种皆通,非但小儿医也。于书无不窥，他人靳靳守古，乙独度越纵舍①，卒与法合，尤邃本草，多识物理，辨正阙误，人或得异药，或持疑事问之，必为言出生本末，物色名貌，退而考之，皆中。末年挛痹浸剧，其嗜酒喜寒食，皆不肯禁，自诊知不可为，召亲戚诀别，易衣待尽，享年八十二，终于家。所著书有《伤寒论指微》五卷，《婴孺论》百篇。一子早世，二孙今见为医。

刘跂曰：乙非独其医可称也，其笃行，似儒，其奇节似侠，术盛行而身隐约，又类夫有道者。数谓余言：曩②学六元五运，夜宿东平王冢巅，观气象，至逾月不寐。今老且死，事诚有不在书者，肯以三十日暇从我，当相授。余笑谢弗能。是后遂不复言。呜呼！斯人也，如欲复得之，难哉！没③后，余闻其所治验尤众，东州人人能言之，剟④其章章⑤者著之篇，异时史家序。方术之士，其将有考焉！

河间刘跂撰

①度越纵舍：古代军事用语。安全越过险要地区叫度越；为全歼敌军而故意放过敌人称纵舍。比喻临床治病，灵活辨证施治。
②曩（nǎng囊）：以往；从前。《尔雅·释诂》："曩，久也。"
③没（mò莫）：同"殁"。死；去世。
④剟：通"掇"，摘取，选取。《新唐书·卢景亮传》："剟治道之要，著书上下篇，号《三足记》。"
⑤章章：显著。

皖南周澄之重刻仿宋本钱氏《小儿药证直诀》后序

学海初读武英殿聚珍本《小儿药证真诀》一书，仰见圣天子抚育至德，被及萌芽①，岂第宣以圣少怀之义，而当日诸臣搜采之勤，亦可谓能上体皇仁而不遗余力者矣！急将付梓以广其传，庶几薄海②呱呱，脱于夭枉，亦儒生穷居草野，宣布得③意，上酬高厚之一端也。旋复于书肆，得所为仿宋刻者。其次第颇异，而后附有阎孝忠《小儿方》，董汲《斑疹方》各一卷。夫当诸臣搜采之日，天下藏书之家，莫不争献秘笈，卒未得是书真本，而今乃复见于世，岂非古人精气有不可磨灭者欤？是书原刻阎名作"孝忠"，"真诀"作"直诀"，今未敢易也。聚珍本往往有阎氏方论误入钱书者，今依朱本，则各得其所矣！其药味分量，间有不同，今各注于本方之末，至薛氏医案本，已为薛氏所乱，不足引证云。

光绪十七年辛卯长夏内阁中书周学海谨记

---

①被及萌芽：施及儿童。被，覆盖的意思。
②薄海：本指接近海边，泛指四海，天下。陆世仪《乙酉元夕》诗："敷天犹有泪，薄海但闻歌。"
③得：周学海本作"德"。

目录

上　卷
脉证治法

第一节　小儿脉法

脉乱不治，气不和弦急，伤食沉缓，虚惊促急，风浮，冷
沉细。

【笺正】

小儿在三岁以内，脉极难辨。故古人以食指三关脉纹为
据。本节为风关，中节为气关，指头末节为命关。自虎口直
上，在指内侧上廉。其脉纹仅见于风关一节，为病最轻。若透
至第二节气关，为病较重。若直透至第三节命关，则病必危
重，多不可治。视指纹法，须以医者左手，轻持儿掌，捺定其
食指，而以右手大指头第一节内侧上廉侧面，轻轻自儿指端向
虎口推之，以察其纹之色泽形相。不可以指面正中之罗纹，推
其指纹。昔人谓罗纹有火，恐惹动儿热。亦不可自其虎口向指
头推去，小儿血气未定，向上一推，可使其纹暴长，直透关
节。若辨纹之色，则紫者主内热，红者主身热；青者为惊，肝
木动也；白者为疳，脾土伤也；若见黑色，即属不治。纹以隐
隐不露为佳，显明深色，病势必重。间有弯曲之状，亦当以色
泽辨之。通行书中，绘成种种图象，备尽奇形怪状，多是臆
说，殊不足据。此虽仲阳所未详，然大略如此，差可取证，亦
治幼者不可不知之法。至三岁以上，即当兼察其脉。小儿臂

短，寸、关、尺三部，不能容医人三指，则以一指按定关部，而即以此指左右展转，以兼察其尺寸两部，浮沉迟数，大小长短，形势主病，亦与大人无甚区别。但躯干短小，呼吸促而脉至亦速。大率平人之一呼一吸，脉以七至或八至为平。古必谓八至为平，十至为数，则稍为言之太过。仲阳此节辨脉，当亦指三岁以上言之。脉乱者是正气已散，故脉无定状。大人得之，亦不可治，何论小儿？气急则脉弦急，食伤则气滞，故脉沉且缓。惊则气浮，故脉为之促急。促即促数之促，不必依《脉经》及《伤寒论》辨脉篇，定为数中之一止（仲景《伤寒论》促脉四条，本无歇止之意，故炙甘草汤一条，以结与代对举。一言其歇止之无定，一言其歇止之有定，并不以促与结对举。可知仲师本旨，未尝以促为止，此高阳生之《脉诀》，较胜于《脉经》者。详拙编《脉学正义》）。风是外感，于脉当浮。冷为里寒，脉必沉细。虽寥寥数言，于寒热虚实各证，固已得其大略。此外，仲阳所未言者，皆当以大人脉理推测求之，可也。

第二节　变　蒸

小儿在母腹中，乃生骨气。五脏六腑，成而未全。自生之后，即长骨脉，五脏六腑之神智也。变者，易也。又生变蒸者，自内而长，自下而上，又身热，故以生之日后三十二日一变。变每毕，即情性有异于前，何者？长生腑脏智意故也。何谓三十二日长骨添精神？人有三百六十五骨，除手足中四十五碎骨外，有三百二十数。自生下，骨，一日十段而上之，十日百段。三十二日计三百二十段，为一遍，亦曰一蒸。骨之余气，自脑分入龈中，作三十二齿。而齿牙有不及三十二数者，由变不足其常也。或二十八日即至长二十八齿，以下仿此，但不过三十二之数也。凡一周遍，乃发虚热诸病，如是十周，则小蒸毕也。计三百二十日，生骨气乃全而未壮也。故初三十二日一变，生肾生志；六十四日再变，生膀胱，其发耳与骶冷，肾与膀胱俱主于水，水数一，故先变生之；九十六日三变，生心喜；一百二十八日四变，生小肠，其发汗出而微惊，心为火，火数二；一百六十日五变，生肝哭；一百九十二日六变，生胆，其发目不开而赤，肝主木，木数三；二百二十四日七变，生肺声；二百五十六日八变，生大肠，其发肤热而汗或不汗，肺属金，金数四；二百八十八日九变，生脾智；三百二十日十变，生胃，其发不食，肠痛而吐乳，脾与胃皆属土，土数五，故第五次之蒸变应之，变蒸至此始全矣。此后乃齿生，能言，知喜怒，故云始全也。太仓云：气入四肢，长碎骨于十变，后六十四日长其经脉。手足受血，故手能持物，足能行立也。经云：变且蒸，谓蒸毕而足一岁之日也。师曰：不汗而热者，发其汗；大吐者，微下，不可余治。是以小儿须变蒸蜕齿者，如花之易苗。所谓不及三十二齿，由变之不及，齿当与变蒸相合也，年壮而视齿方明。

【笺正】

变蒸之说，由来久矣。《外台》引崔氏：小儿生三十二日一变，六十四再变，兼蒸；九十六日三变，二百五十六日八变，又蒸；二百八十八日九变，三百二十日十变，又蒸，此小变蒸毕也。后六十四日又蒸（《千金》作大蒸）；蒸后六十四日又一大蒸；蒸后百二十八日又一大蒸。此大小蒸都毕也。凡五百七十六日乃成人。所以变蒸者，皆是荣其血脉，改其五脏

（寿颐按："改"字可疑，盖是滋长之意）。故一变毕，辄觉情态忽有异也。其变蒸之候，令身热，脉乱，汗出，目睛不明，微似欲惊，不乳哺，上唇头小白泡起，如珠子，耳冷，𩠐亦冷，此其诊也。单变小微，兼蒸小剧。先期四五日便发，发后亦四五日歇。凡蒸平者，五日而衰，远至七日九日而衰。当变蒸之时，慎不可疗及灸刺，但和视之。若良久热不已，可微与紫圆，热歇便止。若于变蒸中加以天行温病，或非变蒸而得天行者，其诊皆相似，唯耳及𩠐通热，口上无白泡耳，当先服黑散以发其汗，热出当歇，便就差。若犹不都除，乃与紫圆下之（紫圆、黑散方附后）。《巢氏病源》谓小儿变蒸者，以长血气也。变者生气，蒸者体热。变蒸有轻重，其轻者，体热而微惊，耳冷𩠐亦冷，上唇头白泡起，微汗出；其重者，体壮热，而脉乱，或汗或不汗，不欲食，食辄吐哯①。变蒸之时，目白睛微赤，黑睛微白。变蒸之时，不欲惊动，勿令旁边多人。变蒸或早或晚，依时如法者少也。（余与《外台》相近，《千金》则言之尤详，然大旨俱同，兹不备录，以省繁冗。）寿颐按：小儿变蒸发热，诚不可谓之病。盖脏腑筋骨，渐以发育滋长，斯气血运行之机，有时而生变化。大率体质屡弱者，变蒸之候较盛，气粗身热，食减汗多，或吐乳，或则渴饮；诸恙多具，此不当误认外感，妄投发散，静以俟之，一二日自然恢复原状；若体旺者，则未必皆然，或一日半日，稍稍不甚活泼；其最健全者，且绝无此等状态。古人计日而算，太觉呆板，万不可泥。凡经此一度变蒸之后，声音笑貌举止灵敏，皆进一步，其为气血增长，信而有征，是以世俗共谓之长意智。仲阳此节，颇有语病。如谓儿在母腹，五脏六腑，成而未全，已非真

---

①吐哯：不作呕而吐，亦泛指呕吐。

理。又谓自下而上，第一次生肾、膀胱，第二次生心、小肠，则竟似达生之初，脏腑原未完全，得无可骇？又谓水数一，火数二，木数三，金数四，土数五，则拘泥五行，执而不化。实则纯属向壁虚构①如涂涂附②，最为医学之陋习。近数十年"中医"二字，恒为旁观所诉病者，皆此类无稽之谈，授人以柄，得所借口，唯是宋金元明之世谭医之士，大都如此，固不必专责之仲阳一人。崔氏所谓"荣其血脉"，巢氏所谓"以长血气"二语，最握其要。仲阳谓长骨脉五脏六腑之神智，浑而言之，颇得圆相。《病源》谓变蒸之时，或早或晚，依时如法者少。盖人之体质，万有不齐，其理如是。凡论生理病理，古籍中多有以日计者，固亦略示以标准之意。而为之解者，必偻指③而数，作算博士，则呆读古书，未免可哂！

◎附录　紫圆方（《外台》引崔氏，见《外台秘要》三十五卷）

代赭　赤石脂（各一两）　巴豆（三十枚，去心皮熬）
杏仁（五十枚，去尖皮熬）

　　上四味捣，代赭等二味为末。巴豆、杏仁别捣如膏。又内二味合捣三千杵，自相和。若硬，入少蜜更捣，密器中盛封之。三十日儿，服如麻子一圆，与少乳汁，令下喉食顷，后与少乳，勿令多。至日中当小下，热除。若未全除，明旦更与一圆。百日儿服如小豆一圆，以此准量增减也。小儿夏月多热，

---

①向壁虚构：即对着墙壁，凭空造出来的。比喻不根据事实而凭空捏造。向壁：对着墙壁。《说文解字·序》："世人大共非訾，以为好奇者也，故诡更正文，乡壁虚造不可知之书，变乱常行，以耀于世。"

②如涂涂附：勿在污泥上更以污泥附上。此指助长错误的论点。《诗·小雅·角弓》："毋教猱升木，如涂涂附。"

③偻（lóu 楼）指：屈指而数。偻，屈。

喜令发疹，二三十日，辄一服甚佳。此圆无所不治。代赭须真者；若不真，以左顾牡蛎代之。忌猪肉芦笋。

寿颐按：巴豆入药，古人皆曰熬，盖其毒在油，熬黑以去其毒也。近世则研细，纸包压净油用之，尤佳。此是后人制法之巧于古人者。

◎附录　黑散方（《外台》引崔氏，《外台秘要》三十五卷）

麻黄一分（去节）　　大黄一分　杏仁二分（去皮尖，熬令变色）

上三味先捣麻黄、大黄为散，杏仁别捣如脂，乃细细内散，又捣令调和讫，内密器中。一月儿，服如小豆大一枚，以乳汁和服之。抱令得汗，汗出温粉粉之，勿使见风。百日儿，服如枣核。以儿大小量之为度。

【笺正】

此二方皆是古法，所服甚少，故不为害。然温病发热，究非发表一法，所可无投不利。此读古书者，不可拘守成法者也。

第三节　五脏所主

心主惊。实则叫哭发热，饮水而摇（《聚珍本》作搐）；虚则卧而悸，动不安。

【笺正】

儿之惊搐，多由稚阴未充，火升气升，肝阳化风上炎，是即西学之所谓血冲脑经病。故猝然而作，知觉运动顿失常度。

古人不知有脑神经之功用，恒谓知觉运动，皆心为之主，遂以惊为心病。寿颐则谓心阳太亢，气火上升，亦与西学血冲脑经之理，同条共贯，所言病情病因，无甚歧异。但彼此立说，各道其道耳！叫哭发热，渴饮抽搐，是为火气有余之实症，治宜泻火清心，并须镇摄肝阳，以抑上升之气火。则脑之神经，功用可复。若心液虚而卧寐中悸怯不安，则治宜养液宁神者也。

肝主风。实则目直大叫，呵欠，项急，顿闷；虚则咬牙，多欠气。热则外生气；湿则内生气。

【笺正】

肝脏合德于木，性情刚果，最易横逆。肝阳既动，则火盛生风，是为气火太盛内生之风。幼科急惊，陡然而发，皆属肝病。目直大叫，亦即气血上冲，而脑神经受其刺激，故目直视，不能旋转。呵欠亦气逆不下，升多降少之征。项急即痉直，亦脑神经病，不可以仲景痉病之例，认作太阳。顿闷者，即猝然闷绝，人事不知之状，皆西学之所谓脑经病也。咬牙者，睡梦中齿牙轧轧作声，有因于胃火太盛者，亦有因于脾胃虚寒者。火盛属实，虑其猝有急惊之变。脾寒属虚，虑其将作慢惊。下文心热条中，有咬牙一症，即是实热，而此以为肝虚，岂不自矛自盾？气热则外生气以下十一字，文义费解，盖展转传写，必有伪误，此当阙疑，不可再为涂附。

脾主困。实则困睡，身热饮水；虚则吐泻生风。

【笺正】

困者，盖言倦怠嗜卧之意，然"脾主困"三字，措词殊觉不顺。然今之苏浙间俗语，谓睡眠曰困，乃字书所无之义。仲阳先世，系出吴越，或当时已有此谚。所谓实则困睡，确与吴越俗语相合。盖脾热则清阳不司布濩，故懒倦而多眠，身热饮水，皆热征也。又脾为湿困者，亦多眠睡。若脾虚且寒，则上吐下泻，不司健运之职矣！脾虚而肝得乘之，侮其所不胜，则亦生风，即是慢惊，亦曰慢脾风。此非急投温补脾肾不可者也。

肺主喘。实则闷乱喘促，有饮水者，有不饮水者；虚则哽气，长出气。

【笺正】

肺主气之出纳，肺和则呼吸调和，肺病则气之出纳必病，故肺病主喘，肺实者，气必闭塞而不调，则为闷乱而喘急气促。饮水者，肺家有热；不饮水者，肺有水饮，故皆为实证。虚为气哽者，气不及而抑塞失其常故也。长出气者，盖以多呼少吸者言之，肺虚何疑。

肾主虚，无实也。惟疮疹肾实，则变黑陷。

【笺正】

肾主先天之真阴，其长成极迟。稚龄无欲念，肾阴未足可知。故儿科无肾实之病。古人之所谓疮疹，即是痘疮。痘疮何以有肾实之症，则亦以相火之大炽，露而不藏使然。然肾火上炎，即是肾阴不济，虽曰火盛为实，却是阴液涸枯。故痘为之焦黑而瘪陷，见机及早，急急大剂养水，救焚沃焦，或可挽回一二，稍迟必无及矣。

更当别虚实证。假如肺病又见肝证，咬牙多呵欠者，易治，肝虚不能胜肺故也。若目直大叫哭，项急顿闷者难治，盖肺久病则虚冷，肝强实而反胜肺也。视病之新久虚实，虚则补母，实则泻子。

【笺正】

此则以五脏虚实，互相克贼者言之。一脏有病，而此脏所胜者，尚无盛旺之实症，则不致反受其侮，此脏尚可支持，否则不胜我者，气焰既张，亦挟其锐厉而来凌我，其何以堪！然此特泛言其理耳。见症治症，不可一概而论。"虚则补母，实则泻子"二语，虽曰古之恒言，其实不过空泛通套话头，必不可泥死于古人句下。

第四节　五脏病

肝病：哭叫，目直，呵欠，顿闷，项急。
心病：多叫哭，惊悸，手足动摇，发热饮水。
脾病：困睡，泄泻，不思饮食。
肺病：闷乱，哽气，长出气，气短，喘急。
肾病：无精光，畏明，体骨重。

【笺正】

此条五脏为病，多上文所已言者。盖阎氏所得仲阳之书，本非一本，以其大同小异而并存之，阎序自有明文，此盖其重复之未削者耳。唯肾病一条，上文所无。畏明无精光，则以瞳神言之。目有真水，即属肾阴，是以肾脏为病而目乃羞明，且无精彩，是为虚证。正与上文肾无实症，互为发明。体重骨重，则可与仲景少阴篇参看，是为少阴虚寒见证。

第五节　肝外感生风

呵欠，顿闷，口中气热，当发散，大青膏主之。若能食，饮水不止，当大黄圆微下之。余不可下。

【笺正】

此条标目，既曰外感生风，则是为外风而言。然肝能生风，皆是内热上盛所致。此内因之病，必不可误认外感。此乃仲阳千虑之一失。呵欠者，气火上升，即肝阳为病之气粗息高。顿闷者，猝然闷绝，且是气血上冲，而脑神经受病。外感之风，奚容有此？且外感为病，亦胡可专属之肝脏。大青膏方见下卷，方下云：治小儿热盛生风，欲为惊搐，其非外感之风，甚是明白。且药用天麻、青黛、硃砂、竹黄等，皆非发散之品。则此条所谓外感当发散，而主以此方云云，竟是认病一误，认药再误，大有可疑。再证以大黄圆微下之一层，惟其内热生风，故可微下以泄实热。若曰外感，又安有感邪可下之理？盖仲阳此书，原属当时展转传抄之本，实非仲阳所手定，是以全帙中可疑之点不少，凡属疑窦，皆当是正，方不致贻误后人，反为仲阳之累。

第六节 肝 热

手寻①衣领，及乱捻物，泻青圆主之。壮热饮水，喘闷，泻白散主之。

【笺正】

寻衣领及乱捻诸物，皆肝阳肆扰，而举动失其常度，是肝有内热，而惊将作矣，故宜泻青。然此证之手握诸物，必皆坚固有力，故知为实热，可投是药。若神虚无主之循衣摸床，则无力而缓缓循摸，其神情状态，大是不同，不可误认。

喘闷而壮热饮水，则肺之郁热可知，故用泻白。然此条壮热饮水以下十一字，明属肺热之症治，何以并入于肝热条中，以此知仲阳是书，为传写者错乱，固已多矣！

第七节 肺 热

手掐眉目鼻面，甘桔汤主之。

【笺正】

肺气通于鼻，故眉目之中心，及鼻面之正部，皆属于肺。唯肺热上熏，则眉目鼻面之间，皆郁结而不能舒适，或为烘热。小儿虽不能言，自知以手掐之，则肺热外露之明证，故用

---

①寻：通"循"。

甘桔，所以宣泄肺金之郁气也。

桔梗是苦泄开通之药，非升浮发散品。此不可误信张洁古诸药舟楫，载药上浮之妄说者。详拙编《本草正义》。

第八节 肺盛复有风冷

胸满，短气，气急，喘嗽，上气，当先散肺，后发散风冷。散肺泻白散，大青膏主之。肺不伤寒，则不胸满。

【笺正】

胸满短气，气急喘嗽上气，皆肺有实邪，当先散肺，是也。然所谓散肺者，即发散风冷，以开泄肺家闭塞之气，当用麻、防、荠、杏、荆、苏、桑、葳、紫菀、兜铃之类，必无寒凉遏抑之理。本条以散肺与发散风冷，分作两层治法，已是可疑；且散肺胡可概用泻白，须知地骨、桑皮寒降之药，止可以泻肺脏之郁热，必不能散肺寒之窒塞。此症此药，正是背道而驰。如其误与遏塞，适以闭其风冷于内，变证且不可胜言，安得谓是发散，仲阳之明，必无此谬。即大青膏，亦岂是对症之药，此条决非钱氏原文，后之学者，不可误信。且末句又谓肺不伤寒，则不胸满，又岂有伤寒胸满，而可以泻白散之寒凉抑降重其窒塞者，自盾自矛，尤其可骎[1]。读者必须具此慧眼，庶不为无稽之言所误。

---

[1] 骎（róng 荣）：马绝有力者名骎。此处比喻"惊骇"。《说文解字》："骎，马高八尺。"

第九节　肺虚热

唇深红色，治之散肺。虚热，少服泻白散。

【笺正】

脾主口唇，唇色深红，当属脾胃实热，何故以为肺之虚热。如果肺虚有热，则当甘平补肺，用沙参百合之类。且热既属虚，何以云散？而所以散虚热者，又是泻白散一方。上条则用以散肺之风冷，此又用以散热，安有一方而可兼治冷热之理，种种疑窦，钱仲阳何意如此。若曰脾为肺母，脾热泻子，正合古人实则泻子之法，然终不可谓是肺虚热也。

第十节　肺脏怯

唇白色，当补肺，阿胶散主之。若闷乱气粗，喘促哽气者，难治，肺虚损故也。

【笺正】

口唇属脾，脾之与肺子母相生。故肺气虚怯，则唇色㿠白无华，是为子虚及母。钱氏制阿胶散，专补肺阴，而用兜铃、牛蒡，开宣肺气，俾不壅塞，是其立法之灵通活泼处，与呆笨蛮补者不同。钱谓闷乱气粗，喘促哽气者难治。盖肺为娇脏，稚龄生长未充，实证闭塞，已非易治；况复虚而喘哽，自当难疗。凡儿病喘促，多不可救。临证以来，历历不爽。仲阳早为指示，知钱氏于此科之所见博矣。

脾肺病久则虚而唇白。脾者，肺之母也。母子皆虚，不能相营，故名曰怯。肺主唇白。白而泽者吉，白如枯骨者死。

【笺正】

肺虚而唇无华色，固也。然既属怯证，必非吉兆。此条末三句，反似唇白是肺家应有之色，大是可怪。盖泥于金色白，遂以白为正色，而不悟唇色之必不当㿠白。此岂是明医之言，且谓白而泽者吉，更非生理之真。拘执五行，而造此谬说，仲阳明哲，何竟若是！宜为删之，免留贤者之玷。

第十一节　心　热

观其睡，口中气温；或合面睡，及上窜咬牙，皆心热也。导赤散主之。

心气热，则心胸亦热，欲言不能，而有就冷之意，故合面卧。

【笺正】

睡中口气甚热，当为胃火有余之征。上窜，盖指目之上视而言，则内热火升，气血上涌，行将有冲激脑经，惊搐之变矣。咬牙多实热之症，亦肝火及脾胃郁热使然。仲阳概以为心热，似尚不甚贴切。唯导赤散清火泄热，导之下降，以治诸症，固无不可。

心胸有热，合面而睡，所以就冷，其理颇确。然数月之孩，不能自动也。以此为辨证之法，似不甚妥。下条亦蹈此弊。

第十二节　心　实

心气实则气上下行涩。合卧则气不能通，故喜仰卧，则气得上下通也。泻心汤主之。

第十三节　肾　虚

儿本虚怯，由胎气不成，则神不足。目中白睛多，其颅即解，面色㿠白，此皆难养，纵长不过八八之数。若恣色欲多，不及四旬而亡。或有因病而致肾虚者。非也。又肾气不足，则下窜，盖骨重，唯欲坠于下而缩身也。肾水，阴也，肾虚则畏明，皆宜补肾。地黄圆主之。

【笺正】

白睛多而瞳神小，肾虚固也。解颅是大虚症，确皆先天不足，即投大补，亦必无及谓为难养，谁曰不然，然谓不过八八，不及四旬，则大不可解。若以年龄而言，八八已逾周甲，岂犹可与下殇等视。若曰，此是日数，则恣色欲多，明指成人而言，似此立论，大觉骇人。下窜骨重，亦颇费解。地黄圆补肾，向来每谓此是仲阳心法，然寿颐窃谓必非大补之药，说已见《沈氏女科辑要》所引本文方解之拙编。况此条乃先天极虚之候，是圆有何力量，而苓泽丹皮，清热渗利，于此证尤为不合。本条文义，甚多不顺，恐仲阳不当颟顸①至于此极。（附录解颅症治验）庚申秋季，有以解颅症来校就诊者，儿才二岁，顶巅之大，逾于七八龄童，囟门宽陷，阔如两指，面唇惨白，毫无华色，头不能举，声嘶而直，不类儿啼，气营两惫，一望可知。苟非病本于有生之先，何以致此？询之则父逾大衍②，母亦几及七七矣。似此根本竭蹶。纵有神丹，何能炼娲皇五色之石，以补到鸿濛③未阙之天。寿颐辞不能治，而乃母痛极欲号，则半百之龄，膝下因止此呱呱在抱耳。无已，令以鹿茸血片研末，每日饲以三四厘；外用古方封囟法，干姜细辛肉桂为末，热陈酒调敷囟门。止图敷衍过去，聊胜于无药应付，重伤二老之心。乃后月余，是儿复来，居然面色有华，笑啼活泼，项能举，颅稍敛。乃授以大补真阴，稍参温煦为煎剂，仍令日服鹿茸末二厘。虽此孩日久，有无变幻，必难预料。然就当时言之，不可谓非药力之扶持者也。

第十四节　面　上　证

左腮为肝，右腮为肺，额上为心，鼻为脾，颏为肾。赤者热也，随证治之。

【笺正】
此以上下左右中之部位，分属五脏，为察色辨症之一法。

---

①颟顸（mān hān 嫚憨）：糊涂而马虎。
②大衍：为"五十"的代称。《易·系辞上传》："大衍之数五十。"
③鸿濛：指宇宙形成前的混沌状态。天空。

然有时可据，亦有时不可据。是当以其余之见症，合而参观，不可拘泥不化，颏与颔同。又唇口属脾，亦最有验。

第十五节　目 内 证

赤者心热，导赤散主之。

【笺正】

目赤有外感之风热，有内郁之肝火。小儿初生数朝以至三五月，最多此候。则胎中蕴热，非三黄汤不可。仲阳但谓之心热，似未免拘泥五脏五色之说。但导赤散清火以通小便，使热有所泄，尚无大蔽，特未免失之太泛耳。

淡红者心虚热，生犀散主之。

【笺正】

目红而色淡不甚，固是虚热。然治虚火者，无大寒直遏之理。法当养阴益液以涵藏之。生犀散方，药用犀角地骨，皆清实热之药，以治此症，殊未稳惬①。

青者肝热，泻青圆主之；浅淡者补之。

【笺正】

色青诚是肝家本色，脏气内动而色应于外。肝家横逆，气

────────────

①稳惬：妥贴恰当。

焰方张，故宜泻。然目色青者，未必皆实热。"青者肝热"四字已不甚妥，且泻青圆药用羌、防、川芎，升泄太过，更与肝气横逆之症不合。此是木气之太过，非外受之风邪。风药升散，反以益张其焰，用者不可不知更改。若青而浅淡，是为肝虚而本色外浮。补肝固宜，但须峻养肝肾真阴，必选温柔滋润之药。

黄者脾热，泻黄散主之。

【笺正】

目黄是脾胃蕴湿积热之征，法当理湿清热，而通利小水。泻黄散防风为君，古人盖谓风行地上，则燥胜而湿除，然湿热为病，而概以风燥之药，助其鼓动，必有流弊。此必不可尽信古书者也。

无精光者肾虚，地黄圆主之。

【笺正】

目无精光，肾虚著矣。然补肾总宜味厚填阴，而六味圆中有渗泄伤津之药，岂可竟谓是补肾上将。

第十六节　肝病胜肺

肝病秋见。（一作日晡）肝强胜肺，肺怯不能胜肝，当补脾肺、治肝。益脾者，母令子实故也。补脾，益黄散；治肝，泻青圆主之。

【笺正】

　　肝病而发作于秋令肺金当旺之时，旺者不旺，而所不胜者反来相侮，肺虚甚矣！故当补肺，兼以扶脾，所以顾肺之母，庶几母荫及子。

第十七节　肺病胜肝

　　肺病春见。(一作早晨) 肺胜肝，当补肾肝，治肺脏。肝怯者，受病也。补肝肾，地黄圆；治肺，泻白散主之。

【笺正】

　　肺病而发作于春令肝木当旺之时，旺者不旺，而所胜者来相克贼，肝虚何疑，故当补肝，且补肾以益肝之母。唯肝肾同法，本是乙癸同源，养毓真阴，以填根本，正不必泛言母子相生，至反空套。且补养肝肾之阴，必须峻与滋填，如《广笔记》之集灵膏，魏玉璜之一贯煎类，始有效力可言。钱氏是书，只用六味圆，则丹皮、苓、泽，苦寒渗泄，药味不纯，岂可概认为是大补之品，而乃授庸俗以简陋之习，且开立斋、养葵辈囫囵吞枣不辨真味之陋。滥觞①之源，未始非仲阳千虑一失之弊也。

────────

①滥觞：指江河发源处水很小，仅可浮起酒杯。用来比喻事物的起源、发端。

第十八节　肝有风

目连劄不搐，得心热则搐。治肝，泻青圆；治心，导赤散主之。

【笺正】

劄，闪动也。此肝阳化风上凌，故目为之闪动。目闪抽搐，实皆脑神经病。详见下条。

第十九节　肝有热

目直视，不搐，得心热则搐。治肝，泻青圆；治心，导赤散主之。

【笺正】

直视亦脑神经病。详下。

第二十节　肝有风甚

身反折强直，不搐，心不受热也，当补肾治肝。补肾，地黄圆；治肝，泻青圆主之。

凡病或新或久，皆引肝风。风动而上于头目，目属肝，风入于目，上下左右如风吹，不轻不重，儿不能任，故目连劄也。若热入于目，牵其筋脉，两眦俱紧，不能转视，故目直也。若得心热，则搐，以其子母俱有实热，风火相搏故也。治肝，泻青圆；治心，导赤散主也。

【笺正】

眼胞闪动，手足抽搐，目定直视，及反折强直等症，小儿病此，世俗无不知是惊风。喻嘉言欲以"热痰风惊"四字定名，谓因热生痰，因痰热而生风动惊。勘定病源，已视近世俗书，高出倍蓰①。究之幼科惊搐，即是大人之内风类中，西国学者谓之血冲脑经。而《素问·调经论》篇，早有"血之与气，并走于上，则为大厥。厥则暴死。气复反则生，不反则死"一节，良由内热既炽，气火上扬，冲激入脑，震动脑之神经，遂令知觉运动，顿失功用，无非阴虚于下，阳浮于上之病。在小儿之所以最多此病者，正以稚阴未充，其阳偏盛，气火上煽，激乱神经，尤为易易。中国医学，素未知有脑之神经，主宰此身之知觉运动。但见其目闪支掣，无端暴作，因谓风性善动，遂以风名。其实气火俱盛，本是肝阳，肝动生风，于理亦未始说不过去。但不知此之实在病情，尚关于脑神经之作用，则于肝动生风一层，亦复相隔一间。唯治此病者，苟能用平肝降火，息风潜摄之药，使其气血镇定，不复上扬，则脑经不受震撼，而诸恙即可平复。此即《素问》之所谓气反则生者。病情药理，亦皆符合。则喻氏"热痰风惊"四字，虽未确合神经之原理，然于临证治疗，必能桴应，亦可谓已参上

———————————

①高出倍蓰（xǐ）：谓数倍。倍蓰，指由一倍至五倍，形容很多。倍，一倍；蓰，五倍。《孟子·滕文公上》："夫物之不齐，物之情也。或相倍蓰，或相什百，或相千万。"

乘之禅。唯此病之发，或为手足抽搐，或为角弓反张，或则目定口呆，牙关紧闭，或则目闪唇动，惊惕频仍，种种情况，随人各异，则以脑有神经，分布全体，耳目口舌，肩背四支，举凡此身之一切运动知觉，无一非脑神经为之主宰。而气血上冲，震撼之势，轻重不同，则脑经之病，随时各别。冲激其何部之神经，则一部分之功用顿失。所以或则知觉全泯，或则运动不仁，或为抽掣，或为强直，各有各病，无一雷同。苟能镇摄潜阳，降其上逆，则风自息而树自静。凡百病状，无不浪定波平，顷刻相应。此神经感觉，本极迅速，倏然而动者，自可倏然而宁。能从根本着想，大处落墨，方是擒贼擒王手段，正不必分条辨症，支支节节而为之，反致游骑无归，百难一效。所以古今之论类中者，非不费尽心机，各抒伟论，而纵有千方，卒无一验者，皆未识神经为病，有以致之。幼科惊风，共知难治，弊亦坐此。仲阳当时，固未知有所谓神经者。此条肝风肝热，欲以目动目定，与抽搐之症，分属心肝两脏，实是理想，不足为据，存而不论可也。即泻心、导赤、六味地黄等方，皆未免有笼统不切之弊。此古人之学，大辂椎轮①，不适于今人之用者，亦不当求全责备于仲阳一人也。

第二十一节　惊痫发搐

　　男发搐，目左视无声，右视有声；女发搐，目右视无声，

①大辂（lù）椎轮：华美的大车是从原始车开始的。比喻事物的进化，是从简到繁，从粗到精。大辂，古代大车；椎轮，无辐原始车轮。南朝·梁·萧统《文选序》："若夫椎轮为大辂之始，大辂宁有椎轮之质？"

左视有声，相胜故也。更有发时证。

【笺正】

抽搐是脑神经病，左视右视，无声有声，皆神经受刺激而然，本无一定之理。仲阳以男女分左右视，而定其有声无声，在当时或据阅历而言。然所谓相胜者，所胜何在，其理难明，何以征信？考是书中卷医案第一条，言之非不详尽。然谓男为阳而本发左，女为阴而本发右云云。试问何者为本，仍不可晓。又谓金来刑木，二脏相战，故有声。然则无声者，为二脏之不相战耶？要之脑经感触，或左或右，随感而应，有何理想可测。附会五行生克，大是可嗤。所以近有倡议废除五行之说者，皆此类穿凿太过，有以贻之口实，此诚吾国医学之一大弊也。

第二十二节　早晨发搐

因潮热，寅、卯、辰时，身体壮热，目上视，手足动摇，口内生热涎，项颈急。此肝旺，当补肾治肝也。补肾，地黄圆；治肝，泻青圆主之。

【笺正】

此下四节，以发搐之时刻，分属肝心肺肾。以寅卯属木，巳午属火，申酉属金，戌亥属水而言，虽有是理，然不可泥，且未免穿凿附会之弊。唯就四条见症言之，前二条皆实火证，是为急惊，治宜清热泄火。后二条多虚寒证，近于慢惊，治当温补脾肾。仲阳所主数方，尚嫌泛而不切。且前二条皆痰热实证，六味地黄，更不相宜，此是心肝二脏，气火有余，何可漫引本脏气虚，补母及子之例！

第二十三节　日午发搐①

因潮热，巳、午、未时发搐，心神惊悸，目上视，白睛赤色，牙关紧，口内涎，手足动摇。此心旺也，当补肝治心，治心，导赤散、凉惊圆；补肝，地黄圆主之。

第二十四节　日晚发搐

因潮热，申、酉、戌时不甚搐而喘，目微斜视，身体似热，睡露睛，手足冷，大便淡黄水。是肺旺，当补脾，治心肝。补脾，益黄散；治肝，泻青圆；治心，导赤散主之。

【笺正】

此以申、酉、戌三时发搐，附会肺旺为病，而所述见证，多属虚寒。以无肝火实热，故不甚搐；以其倦怠无神，故目微斜视。曰身体似热者，虽似发热，而热亦不壮。睡中露睛者，脾肾两虚，无固摄之权也。手足冷者，真寒外露，行且发厥也。大便淡黄稀水，脾肾阳衰之泄利也。种种虚象，谓当补脾，而用益黄散之温涩，是也。然与肺旺何涉？虚则补母，古

---

①第二十三节　日午发搐：此条原缺，据本书目录补。

有明训，又岂有肺旺而补其母之理？疑当作肺虚，盖传写之
误。然泻青、导赤，皆非此条诸症所宜，孰谓仲阳而能为此颠
顶之语？盖是书之为妄人窜改者，固已不少矣。

第二十五节　晚间发搐

　　因潮热，亥、子、丑时不甚搐，而卧不稳，身体温壮，目
睛紧斜视，喉中有痰，大便银褐色，乳食不消，多睡，不纳津
液。当补脾，治心。补脾，益黄散；治心，导赤散、凉惊圆
主之。

【笺正】
　　此条见证，亦是虚寒慢惊，故宜温补之以益黄散。然宜于
益黄者，必不宜于导赤散、凉惊圆。此何可牛骥同皂①，泾渭
不分者乎？又"不纳津液"四字，亦不可解。

第二十六节　伤风后发搐

　　伤风后得之，口中气出热，呵欠、顿闷，手足动摇，当发
散，大青膏主之。小儿生本怯者，多此病也。

-----

①牛骥同皂：亦作"牛骥同槽"，谓牛与千里马同槽而食。比喻贤愚不
　分。骥，马名；皂，喂牛马器具。

【笺正】

小儿稚阴未充，伤风身热，颇有引动气火上升，发为惊搐者，此是伤风后之变证，非外风之能令抽搐。治法亦必以清热息风为主。若误认外风，再投升散，抱薪救火，为祸益烈。"发散"二字，大谬不然。且大青膏用天麻、青黛、竹黄等药，亦非发散之方。惟中有白附、乌蛇，性不纯粹，与证亦不甚合。钱谓小儿生本怯弱多此病，可见外感而致发搐，本是元阴薄弱，不胜气火燔灼，致有上冲激脑之变。如其真阴不虚，自能涵阳者，必不致此。则病情源委，仲阳固知之甚明，又岂有虚症而可投发散者耶？

第二十七节　伤食后发搐

伤食后得之，身体温，多唾，多睡，或吐不思食而发搐。当先定搐。搐退，白饼子下之，后服安神圆。

【笺正】

伤食而为发搐，亦由壅滞不通，气上不下，乃有此变。是宜先去其滞，则地道通，气火自平，而脑神经可复。钱谓当先定搐，搐退而后可下。又不言定搐当用何法，未免先后倒置。须知既因食积而后致搐，则食不去，即搐不可定。白饼子虽是猛剂，然本为实证而设，所服无多，亦不为峻。

第二十八节　百日内发搐

　　真者不过两三次必死，假者发频不为重。真者内生惊痫，假者外伤风冷。盖以血气未实，不能胜任，乃发搐也。欲知假者，口中气出热也。治之可发散，大青膏主之，及用涂囟浴体法。

【笺正】

　　小儿惊搐，病理皆同，本不随年齿长幼为区别。而仲阳必以百日内发搐特立一条者，良由阴阳俱稚，脑力极薄，一经震撼，多不可支。其证较剧，其治较难。试观甫生一二月之婴孩，此患者必多不起，其故可思。钱谓血气未实，不能胜任，固已一言说尽，勘透真情。须知此证皆是内因，何有真假可分。仲阳乃以外伤风冷并论，终是未知脑神经为病，致有此疑是疑非，穿凿不切之说。要之惊搐一症，必无发散可愈之事，且大青膏亦非发散之药，而涂囟浴体二方，亦俱不合病情，未可妄试。

第二十九节　急　惊

　　因闻大声，或大惊而发搐，发过则如故，此无阴也。当下之，利惊圆主之。

【笺正】

　　急惊抽搐，其原因于肝火陡动，气血上冲，震扰脑经，猝生变动，良由气火俱盛，是以病发极暴。大声大惊，尚是借端。钱谓无阴，盖言其孤阳偏旺之意。在当时未知有神经为病，而能识是有阳无阴，正与《素问》所谓气上不下，血之与气，并走于上，则为大厥诸条，彼此符合。可知至理自在人间，识见有真，说理固自不谬。钱谓当下，原是下行为顺，使其气火不冲而惊搐可已，确为治此症之不二法门，是无上咒，是无等等咒①。"当下"二字，学者不可粗心略过，须知顺气降火，开痰潜阳等药，无一非下字正义，亦不专指利惊圆中之牵牛一味。若必谓大黄芒硝，牵牛巴霜，方是下剂，则笨伯矣。

小儿急惊者，本因热生于心，身热面赤引饮，口中气热，大小便黄赤，剧则搐也。盖热甚则风生，风属肝，此阳盛阴虚也，故利惊圆主之，以除其痰热。不可与巴豆，及温药大下之，恐蓄虚热不消也。小儿热痰客于心胃，因闻声非常，则动而惊搐矣。若热极，虽不因闻声及惊，亦自发搐。

【笺正】

古人皆未知脑有神经，故仲阳止谓急惊热生于心。要之气火升腾，病情病理，章章可据，仲阳固亦明知之。急惊兼症，未有不现阳升之状，热盛风生，上激入脑，其势迅疾。阳盛阴虚四字，悬之国门，必不能增损一字。其症之多有痰涎蟠踞者，正以气火俱盛，挟其胸中固有之浊涎，随而上涌。须知痰

①无等等咒：佛教用语，出《般若波罗蜜多心经》。指般若智慧是宇宙与生命中最受赞叹的、至高无上的真理。无等，是无与伦比的意思，即无法与之相等。

是有形，而无形之气火，尤为猛厉。一经攻下，则无形之气，有形之痰，顷刻下坠，无不捷效之理。唯是阳症，故谆谆以温下为大戒。仲阳又谓热极则不闻大声，不受惊恐，而亦自搐，正唯气火陡动，倏尔升腾，并无假乎外来之感触，颇能说明神经所以受激之理。认证极真，说理极确，真不愧儿科圣手。

第三十节　慢　惊

因病后，或吐泻，脾胃虚损。遍身冷，口鼻气出亦冷，手足时瘛疭，昏睡，睡露睛。此无阳也，栝楼汤主之。

【笺正】

急惊纯是实热，慢惊纯是虚寒，良由脾肾阴阳两衰，脱绝于下，而浊阴之气，亦复上升，冲激入脑，震动神经，而为抽搐。但其气已微，纵能激动，亦是无力，故抽掣搐搦之势必缓缓震动，毫不暴烈。此慢惊所以命名之义。钱谓因于病后，或吐泻之后，脾肾阴阳，皆已惫极，故慢惊兼症，无一不露虚寒疲惫之形。所谓无阳者，实是阴阳两竭之候。故此症治法，非大温大补，不能回黍谷之春。不仅温煦温和，可以有效。此唯乾隆末年武进庄在田之《福幼编》，论证极清，用药最当。仲阳所主之栝楼圆，则所谓大辂椎轮，古之模型，不适今人之用。或谓慢惊既亦是气血之上冲脑经，则尚属浮阳，何以见症纯阴，而无一毫阳焰气象？且既属气血上升，何以投之温剂而亦能桴应。寿颐谓此是脾肾真阳已竭，阴寒之气，上冲入脑，虽亦是神经为之震动，而彼为阳热上乘，此是阴气上激，见证显然，确有可据。病情实是天渊，而所以上冲扰脑之理则一。

故知觉运动，亦能陡然失其常度，或为抽搐瘛疭，或为角弓反张。慢惊见症，颇似与急惊无别，但以牵掣形态之急遽怠缓，有力无力为辨。而其他见症，及色泽脉舌，更是绝然不同。盖与西学家之所谓脑贫血者相近。凡大人之内风类中，闭者多属实热，脱者多属虚寒，病情极端相反。而其昏瞀无知，不遂不仁等症，固皆无异，其理亦复如是。拙著《中风斠诠》，已详言之矣。

凡急慢惊，阴阳异症，切宜辨而治之。急惊合凉泻，慢惊合温补，世间俗方，多不分别，误小儿甚多。又小儿伤于风冷，病吐泻，医谓脾虚，以温补之，不已；复以凉药治之，又不已，谓之本伤风，医乱攻之，因脾气即虚，内不能散，外不能解，至十余日，其症多睡露睛，身温，风在脾胃，故大便不聚而为泻。当去脾间风，风退则利止，宣风散主之。后用使君子圆补其胃。亦有诸吐利久不差者，脾虚生风而成慢惊。

【笺正】

急惊慢惊，一虚一实，一热一寒，相去天渊。今市肆通行幼科圆子，其市招辄曰治急慢惊风，则二症必无一可治，误人最厉。观仲阳辨症，何等明白，而已有俗方不别之论，可知市廛恶习，由来甚久，固不自近日始矣。小儿伤于风冷以下云云，是述当时俗医误治，以致变为慢惊之病因。但风在脾胃，大便为泻一说，尚是古人理想。风乃外淫，如果深入腑脏，必无独在一腑一脏之理。此误认惊风为外感之风，见其兼有脾虚之症，乃为是附会，实属古人之愚，无可为讳。究竟此之牵掣抽搐并非风动，况乎露睛泄泻，脾阳伤矣。宣风散中有槟榔牵牛，胡可重虚其虚？此宜为仲阳纠正者，不可如涂涂附。总之既有多睡露睛，大便泄泻等症，无不以温补脾肾为急。

第三十一节　五　痫

凡治五痫，皆随脏治之，每脏各有一兽，并五色圆治其病也。

【笺正】
痫即是癫。《素问》谓之颠疾，以气上不下，聚于顶颠，冲激脑经而然。古人命名，洞瞩病理，本极精当。字亦作瘨，《玉篇》："瘨，都贤切，狂也。又痫小儿瘨病。《千金》引徐嗣伯风眩论，谓痰热相感而动风，风火相乱则闷瞀，故谓之风眩。大人曰癫，小儿则为痫，其实则一云云。《巢氏病源》亦曰，十岁以上为癫，十岁以下为痫，是颠痫颠狂之病，六朝以前，未尝不知病在于脑。《千金方》有紫石散，治大人风引，小儿惊痫瘛疭，日数十发，医所不疗者。药用龙骨、牡蛎、滑石、石膏，寒水石，赤白石脂、紫石英，重以镇之，定其气血之上升，其法最古。《外台》则作崔氏紫石汤（此方即今本《金匮》附方之风引汤。龙牡之外，用石药六物，以治气上不下，极是对症。唯方中有干姜桂枝二味，甚不可解）。徐嗣伯亦谓此方治癫痫，万无不愈。可知近贤张伯龙以潜阳镇逆之法，治内风类中，本有师承，非其独创奇僻。惜乎宋金以降，不复知癫痫即顶巅之巅，遂有五痫五兽，分属五脏之说。观《病源》五癫，尚不以五脏立论，《外台》癫痫门中亦无此说，则钱氏所谓五脏各有一兽云云，鄙俗之见，犹出唐人以后。但治以五色圆为主，硃砂、铅、汞，雄黄、真珠为圆，又以金银汤下药，一派镇坠，下气压痰，颇合颠疾之义。《千金》疗风癫方，亦用龙骨、龙齿、铁精，《古今录验》治五癫有铁精散、雄黄圆，无不同符合撰（二方皆见《外台》，其雄黄圆方，为铅丹、真珠、雄黄、水银、雌黄、丹砂，即是钱氏此书之五色圆，唯铅丹与铅为异。然《外台》于铅丹下注"熬成屑"三字，则铅丹本不须熬而后成屑者，可知《外台》"丹"字原属衍文。且于雌黄之下，注云"一本无"，则其方实与钱氏并无小异）。合而观之，知痫为脑神经病，灼然无疑，又何必强以五脏，妄为分别。且治法既同，尤可见分脏论症，穿凿附会，可鄙可嗤，本无实在理由可说者也。

犬痫：反折，上窜，犬叫，肝也。

羊痫：目瞪，吐舌，羊叫，心也。

牛痫：目直视，腹满，牛叫，脾也。

鸡痫：惊跳，反折，手纵，鸣叫，肺也。

猪痫：如尸，吐沫，猪叫，肾也。

五痫重者死，病后甚者亦死。

第三十二节　疮疹候

面燥，腮赤，目胞亦赤，呵欠，顿闷，乍凉乍热，咳嗽，嚏喷，手足梢冷，夜卧惊悸、多睡，并疮疹证，此天行之病也。唯用温凉药治之，不可妄下，及妄攻发，受风冷。

【笺正】

疮即今之所谓痘；疹即今之所谓麻，吾吴谓之痧子，甬人谓之瘄子。此以天行之厉气而言。风温外袭，肺胃首当其冲。

咳嗽喷嚏是肺病，面燥腮赤是胃热，呵欠亦肺胃病，目赤是肝脾热。手足梢冷者，指尖冷也。惊悸是心肝热，多睡是脾热。所谓用温凉药治之者，盖有虚寒证，止宜温养；有实热证，止宜清凉。不可投大辛热太苦寒之剂，极于一偏也。妄下则虚其里，每致内陷；妄发则虚其表，愈增毒焰，故仲阳悬为厉禁。不可受风冷者，痘疹皆以发泄为主。宜透达不宜遏抑。若风冷外束，发泄不透，变证蜂起，多致不治。三者之害，皆极危险。示以禁约，不独医者必当守此规矩，凡为父母者，亦不可不知。

五脏各有一证：肝脏水疱，肺脏脓疱，心脏斑，脾脏疹，归肾变黑。

【笺正】

此分五脏，其证不甚可解，即其名亦颇庸俗。盖当时俗见，妄为分析，其义殊不可言。而近年种牛痘法，盛行于时，最为简便，且无流弊。旧法种痘，几为广陵散。是以寿颐治医三十年，痘症极少经验，不敢谬加评骘①，始付阙疑，以俟能者。归肾变黑，则肾水涸而相火炽，有焦枯瘪陷之危，是宜大剂沃焦救焚，养水以滋阴液。

唯斑疹病后或发痈，余疮难发痈矣。木胜脾，木归心故也。若凉惊用凉惊圆；温惊用粉红圆。

_____

①评骘（zhì 质）：评断，评定。《集韵》："骘，一曰定也。"

【笺正】

痘后阴伤，虚火上扰，痫之与惊，亦所时有。钱谓唯斑疹后发痫，亦所难详，木胜脾，木归心云云，此附五行，陈腐可鄙。而凉惊圆、粉红圆，皆是清凉之剂，何以分治凉惊、温惊二证，尤所不解。盖传写者或有讹误矣。

小儿在胎十月，食五脏血秽，生下则其毒当出。故疮疹之状，皆五脏之液：肝主泪，肺主涕，心主血，脾为裹血。其疮出有五名：肝为水疱，以泪出如水，其色青小；肺为脓疱，以涕稠浊，色白而大；心为斑，主心血，色赤而小，次于水疱；脾为疹，小次斑疮，其主裹血，故赤色黄浅也。涕泪出多，故脓疱水疱皆大；血营于内，所出不多，故斑疹皆小也。病疱者，涕泪俱少，譬胞中容水，水去则瘦政①也。

【笺正】

痘疮是先天热毒，谁曰不然，而乃曰在胎十月，食五脏血秽，庸愚之见，太觉可嗤。抑知儿未诞生，本无需食，何论其秽与不秽。五脏分证，未必确当，且辞句又皆不甚了了，本无研究可言，是当存而不论。

始发潮热，三日以上，热运入皮肤，即发疮疹，而不甚多者，热留肤腠之间故也。潮热随脏出，如早食潮热不已，为水疱之类也。

---

①政：周学海本作"故"。

【笺正】

此节文义，亦不条畅，存而不论可也。

痘疹始出之时，五脏证见，唯肾无候，但见平证耳，尻凉、耳凉是也。尻耳俱属于肾，其居北方，主冷也。若疮黑陷，而耳尻反热者，为逆也。若用百祥圆、牛李膏各三服不愈者，死病也。

【笺正】

痘发之先，身必发热，耳凉尻凉，是肾不受热之征，庶为顺候。若痘疮黑陷，而耳尻皆热，则肾脏热炽，相火燔灼，故主以百祥圆之大戟一味，泻肾家相火实热。

凡疮疹若出，辨视轻重。若一发便出尽者，必重也；疮夹疹者，半轻半重也；出稀者轻，外黑里赤者，微重也；外白里黑者，大重也；疮端里黑点如针孔者，势剧也；青干紫陷，昏睡，汗出不止，烦躁热渴，腹胀，啼喘，大小便不通者，困也。凡疮疹当乳母慎口，不可令饥，及受风冷。必归肾而变黑，难治也。

【笺正】

痘症发热，而见点极速，多属极危极险之候。良由毒焰太盛，故发之暴，无下周身密布，泄尽真元，卒于不治。内外微红者，火陷尚微，故为轻症。外黑内赤者，外虽热炽，而根本之血液尚充，故为重症中之较轻症。外白内黑，则根本之血液已变，宁非危候？若黑点有如针孔，是为焦陷，毒势甚盛，而血液不继，不能外达，凶险何如？青干紫陷昏睡以下至二便不通等症，无非毒有余而阴津不足，无以化浆透达，尽是危候。此条辨症，虽止寥寥数言，而虚实夷险，已为指示南针，树之正鹄①，中道而立，能者从之，因端循绪，学者其亦可以举隅反三矣。外受风冷，何以必归肾变黑？盖痘疮本是胎中所郁之热毒，必以透泄为顺，闭塞为逆。如痘将发而外有风冷束之，则皮毛之气，窒塞不通，痘毒又何从透达？势必愈遏而毒焰愈炽，所以变黑难治。下条所谓盛寒归肾变黑者，亦即此理。

有大热者，当利小便；有小热者，宜解毒。若黑紫干陷者，百祥圆下之；不黑者，慎初下。更看时月轻重：大抵疮疹属阳，出则为顺，故春夏病为顺，秋冬病为逆；冬月肾旺，又盛寒，病多归肾变黑。又当辨春脓疱，夏黑陷，秋斑子，冬疹子，亦不顺也，虽病重犹十活四五，黑者无问何时，十难救一。其候或寒战噤牙，或身黄肿紫，宜急以百祥圆下之。复恶寒不已，身冷出汗，耳尻反热者，死病也。何以然？肾气大旺，脾虚不能制故也。下后身热气温，欲饮水者可治，以脾土胜肾，寒去而温热也。治之宜解毒，不可妄下，妄下则内虚，多归于肾。若能食而痂头焦起，或未黑而喘实者，可下之。身热烦渴，腹满而喘，大小便涩，面赤闷乱，大吐，此当利小便；不差者，宣风散下之。若五七日痂不焦，是内发热，热气蒸于皮中，故疮不得焦痂也，宜宣风散导之，用生犀磨汁解之，使热不生，必著痂矣。

---

①正鹄（gǔ 古）：箭靶的中心；正确的目标。正、鹄：均指箭靶子；画在布上的叫正，画在皮上的叫鹄。

【笺正】

　　大热在里，法宜泄导。仲阳唯恐误下里虚，致令内陷，故最谨慎。但内热而谓当利小便，则殊不然。淡渗利水，津液益耗，反以增其热壅。此仲阳之误会，未可盲从。疮疹属阳，总以开宣透发为顺。春夏气升，易于开泄；秋冬气降，易于凝闭。是以春夏为顺，秋冬为逆。其身冷而耳尻反热者，正以腠理不开，而肾肝热壅，数多危候。钱谓肾旺而脾虚不能制，甚非真旨。须知耳尻发热，乃是肾家相火之旺，火既偏旺，真水受灼，肾阴已承其弊，而乃反谓之脾不能制。拘拘于五脏五行，惯说生克呆语，而不顾症情之实在，此宋金元明医家之大弊，仲阳盖亦未能免俗矣。

　　疮疹由内相胜也，唯斑疹能作搐。疹为脾所生，脾虚而肝旺乘之。木来胜土，热气相击，动于心神，心喜为热，神气不安，因搐成痫，斑子为心所生，心生热，热则生风，风属于肝，二脏相搏，风火相争，故发搐也。治之当泻心肝，补其母，栝楼汤主之。

【笺正】

　　抽搐是神经为病。然谓其生热生风，风火相争，于理亦尚不谬。此虽附会五行胜负，子母相生，必不可拘泥不化。要知古人之学，大率如此，尚不足为仲阳病也。

　　疮黑而忽泻便脓血，并痂皮者顺；水谷不消者逆。何以然？且疮黑属肾，脾气本强，或旧服补脾药，脾气得实，肾虽用事，脾可制之。今疮入腹为脓血及连痂皮得出，是脾强肾退，即病出而安也。米谷及泻乳不化者，脾虚不能制肾，故自泄也，此必难治。

【笺正】

此之疮黑，以肾脏实热，而痘为之紫黑，是大实症，本当下之，非黑陷不可治之黑，故得泻便脓血。热有所泻，转逆为顺，痘自结痂。若泄泻而水谷不消，是其脾肾本虚，则痘疮之黑，非实热之黑，而为虚陷之黑。所以大腑不实，完谷不化，已是绝症，故谓之逆。本文所谓脾实制肾云云，附会五行生克，却非此中真理。又谓疮入腹为脓血，已极可笑；又曰及连痂皮得出，更不可解，岂传写有讹误，或妄人有窜入耶？米谷乳食不化，本属脾肾两惫之候，岂独脾虚，而谓不能制肾，亦觉所见太浅，仲阳或不至此。

第三十三节　伤　风

昏睡，口中气热，呵欠，顿闷，当发散，与大青膏，解不散，有下证，当下，大黄圆主之。大饮水不止而善食者，可微下。余不可下也。

【笺正】

此言外感发热之症治。病见外因，疏而散之，本无不可。但钱氏大青膏方，却无疏散之药，大不可解。岂方末有薄荷水化服一句，已足尽发散之力耶。若言今人治法，则用桑叶、牛蒡、蒺藜、象贝、荆芥、薄荷等足矣。又言大饮水不止而善食者，可微下，余不可下。正以稚龄脏腑未充，不见内实确证，不宜轻用泻药，可见仲阳立法之慎。

第三十四节　伤风手足冷

脾脏怯也，当和脾，后发散。和脾，益黄散；发散，大青膏主之。

【笺正】
伤风本当身热，而反手足冷，是真阳之气不充。宜用补脾者，脾主四肢，四末独冷，则脾气虚馁可知。然此非发散之症，而大青膏又非发散之药，究竟何故而错误至此，真不可解。

第三十五节　伤风自利

脾脏虚怯也，当补脾，益黄散；发散，大青膏主之。未差，调中圆主之。有下证，大黄圆主之，下后服温惊圆。

【笺正】
伤风原是外感，不当大便自利。若见利下，非脾土虚寒而何，钱氏益黄散，中有丁香、诃子，本为温涩之法，是脾虚滑利之主剂。调中即仲景之理中，温补脾脏。视益黄散之不用参术者，固是进一步治法。又谓有下症者用下法，则既自利矣，中气必虚，何以复有可下之症？殊与上文不能自贯。近人论温病，有热结旁流一候，虽下清水，而肠有燥屎，不能自下，当用下法。小儿伤风，说不到有此一症，则仲阳之意，决非热结旁流可知。且温惊圆中有胆星、竹黄、龙脑，亦非下后必用之法。大青膏总是文不对题；而有下证以后十四字，又必大有错误，必不能与上文联属，并作一条。

第三十六节　伤风腹胀

　　脾脏虚也，当补脾，必不喘后发散，仍补脾也。去胀，塌气圆主之；发散，大青膏主之。

【笺正】

　　小儿腹胀，最多食滞不化。疳积腹膨，未必皆是虚寒。凡胀之虚实寒热，当以所见症状辨之，不能只言"腹胀"二字，笼统论治。乃谓尽属脾虚，必当补脾，殊觉未确。塌气圆胡椒为君，可以治虚寒。若是疳积，则属实热，万不可用。此条辨证，大是颠预，当非仲阳手笔。

第三十七节　伤风兼脏

　　兼心则惊悸。

【笺正】

　　郁热太盛，气上冲脑，扰其神经，则为惊悸。此不可认为心脏病，仅与清心，必无效果。

兼肺，则闷乱、喘息、哽气、长出气、嗽。

【笺正】

风邪外感，肺必首当其冲。以肺司呼吸，风寒风热，皆是口鼻吸入之气，故必先受其病。且肺主皮毛，外感在表，皮毛受感，亦内通于肺，故伤风多见肺病。此虽不独小儿为然，但小儿生长未充，肺尤娇弱，故感邪更为易易。

兼肾则畏明。

【笺正】

此肾气不足之证。说已见前。

各随补母，脏虚见故也。

【笺正】

仲阳意中，盖谓上之三条，皆是脏虚见证，宜随证以补其母气。寿颐则谓惊悸补肝，已不甚妥。若肺病一条，多是实证，更不可补脾。惟畏明一条，确是肾虚，然宜补肾阴。若曰补肾母之肺，其能免隔靴搔痒之讥乎？此书每拘泥子母相生，虚则补母，实则泻子之通套话头，陈陈相因，令人欲呕，可谓食古不化。

第三十八节　伤风下后余热

以药下之太过，胃中虚热，饮水无力也。当生胃中津液，多服白术散。

【笺正】

　　既下之后，胃津伤矣，虽有余热，亦是虚热，不宜过投凉剂。钱氏七味白术散，扶脾胃而生津液，合芳香之气以振动之，最是平补中州之良剂。小儿阴阳俱弱，以此安和中气，而鼓舞其清阳，居中而驭四旁，大有六辔在手，一尘不惊之态，此仲阳方中之上乘禅也。

第三十九节　伤寒疮疹同异

　　伤寒，男，体重，面黄；女，面赤，喘急，憎寒。各口中气热，呵欠顿闷，项急也。疮疹则腮赤，燥，多喷嚏，悸动，昏倦，四肢冷也。伤寒，当发散之。治疮疹，行温平之功，有大热者解毒。余见前说。

【笺正】

　　伤寒发热，痘疹亦发热，外形相似，故特辨其同异，以为临证之正鹄。伤寒之热，自表而入，故面色纯赤，是为阳明经热之证。痘疹之热，自里而出，故两颧独赤，是为肾家内热之征。伤寒是寒邪外来，故肺气闭塞而喘急；痘疹是胎热外泄，故肺气冲动而喷嚏。即此已可辨明外因内因之大纲，则发热同，而所以发热之原，大有不同，庶几泾渭皎然，可无混淆误治之弊。但所谓伤寒男则面黄，女则面赤，殊不甚确，其理亦所未详，不可强解。又所谓温平之功一句，亦不了了，疑有误字。

第四十节　初生三日内吐泻壮热

不思乳食，大便乳食不消，或白色，是伤食。当下之，后和胃。下用白饼子，和胃用益黄散主之。

【笺正】

不食而大便乳食不消，且便色白，明是中虚无消化之权。虽是伤食，必不宜于下法。且初生三日之内，胎中之热方炽，大便恒黑秽稠黏。吾乡习惯，必用清热通腑药汁，少少饲之，使黑粪解尽，见黄色为度，不当有大便色白之虚寒症。况乎初生之始，饮乳无多，何遽伤食，未免大有可疑。寿颐意三日之内，胎热未泄，下之以解其胎毒，本是正理；既下而即顾其脾胃，不令大伤，于法亦合。恐上半节或有传伪，当付阙疑。

第四十一节　初生三日以上至十日吐泻身温凉

不思乳食，大便青白色，乳食不消，此上实下虚也。更有兼见证，肺睡露睛、喘气；心惊悸、饮水；脾困倦、饶睡①；肝呵欠、顿闷；肾不语、畏明。当泻，见儿兼脏。补脾，益黄散主之。此二证，多病于秋夏也。

————

①饶睡：贪睡。

【笺正】

既生三日以上至十日，而上吐下泻，其身或温或凉，所泻之色，或青或白，乳不能消，脾胃虚寒，无以司化物之功，补脾宜也。若更兼五脏虚证，似更当兼补其所见之虚。不能仅以益黄一方，作为统治。则末段或尚有阙文。且"当泻见儿兼脏"六字，亦不可解。盖是书之脱佚讹误，亦已多矣。

第四十二节　初生吐下

初生下，拭掠儿口中秽恶不尽，咽入喉中故吐，木瓜圆主之。凡初生，急须拭掠口中令净。若啼声一发，则咽下，多生诸病。

【笺正】

儿在胞中，先天蕴热，故口中所含者秽垢。初生之时，啼声未出，拭而去之，弗令入腹，必少胎毒诸症。木瓜圆，周本无之，澄之据聚珍本附入。木瓜之"瓜"字，周刻本作"苽"，乃《说文解字》之所谓彫胡，非此物。兹从武英殿聚珍版本。

第四十三节　伤风吐泻身温

乍凉乍热，唾多，气粗，大便黄白色，呕吐乳食不消，时咳嗽，更有五脏兼见证，当煎入脏君臣药，化大青膏，后服益黄散。如先曾下，或无下证，慎不可下也。此乃脾肺受寒，不能入食也。

【笺正】

外伤风寒，而大便黄白，吐乳不消，脾胃虚寒可知，故宜益黄散。既已上吐下泻，必无更下之理。仲阳谆谆以慎不可下为戒，盖恐误认伤食而更授消克也。

第四十四节　伤风吐泻身热

多睡，能食乳，饮水不止，吐痰，大便黄水，此为胃虚热渴吐泻也。当生胃中津液，以止其渴，止后用发散药。止渴多服白术散；发散大青膏主之。

【笺正】

热甚而渴，津液耗矣。况吐泻之后，脾胃必伤，嗜卧亦脾阳不振，七味白术散最合。

第四十五节　伤风吐泻身凉

吐沫，泻青白色，闷乱不渴，哽气，长出气，睡露睛，此伤风荏苒轻怯，因成吐泻。当补脾，后发散。补脾，益黄散；发散，大青膏主之。此二症多病于春冬也。

【笺正】

身凉不热，上则吐沫，下则泄利青白，纯是虚寒见症。况有不渴气哽，睡则露睛之虚症可据耶，补脾是矣。大青膏终不可解。

第四十六节　风温潮热壮热相似

潮热者，时间发热，时过即退，来日依时发热，此欲发惊也。壮热者，一向热而不已，甚至发惊痫也。风热者，身热而口中气热，有风症。温壮者，但温而不热也。

【笺正】

稚龄真阴未充，其阳偏旺，热甚则气火升浮于上，故多发惊痫。末一句无谓。

第四十七节　肾怯失音相似

病吐泻及大病后，虽有声而不能言，又能咽药，此非失音，为肾怯，不能上接于阳故也。当补肾，地黄圆主之。失音，乃猝病耳。

【笺正】

此脾肾大虚而不能言，乃正气之馁，非音喑之不能出声，故宜补肾，然是大虚证，河间地黄饮子，庶几近之。仲阳止有六味，终未免病重药轻，至赵养葵而直以六味统治百病，虽极可笑，然不可谓非此集之开其先路。孔子恶作俑者，正为此耳。

第四十八节　黄相似

　　身皮目皆黄者，黄病也。身痛，髆背强，大小便涩，一身尽黄，面目指爪皆黄，小便如屋尘色，着物皆黄，渴者难治，此黄疸也。二证多病于大病后。别有一证，不因病后，身微黄者，胃热也。大人亦同。又有面黄，腹大，食土，渴者，脾疳也。又有自生而黄者，胆疸也。古书云：诸疸皆热，色深黄者是也；若淡黄兼白者，胃怯胃不和也。

【笺正】

　　此以黄疸、黄病，分为二候，不甚可解；且亦未尝分得明白。渴者难治，以黄是湿热，湿滞脾胃，不当渴饮。且治黄必利小便，而后湿有所泄。如果渴饮，则不能再为利水，以重伤其液，故曰难治。然黄病多起于暴，是为实热；而乃曰多起于大病后，则指虚黄而言。然非凡病黄者，皆是虚证。岂仲阳专以脾虚气陷，面色萎黄者言之耶？然萎黄之黄，与湿热之黄，一虚一实，证治绝不相同，此岂可浑浑言之，本节殊未了了。其胃热一层，则即湿热黄疸之实症。胀大之疳，则正虚而邪实也。其淡黄兼白一层，则即萎黄之虚证。此节诸黄，或虚或实，各各有别。仲阳之言，太嫌含混，未为尽善。

第四十九节　夏秋吐泻

　　五月十五日以后吐泻，身壮热，此热也。小儿脏腑十分中九分热也。或因伤热乳食，吐乳不消，泻深黄色，玉露散主之。

六月十五日以后吐泻，身温，似热，脏腑六分热，四分冷也。吐呕，乳食不消，泻黄白色，似渴，或食乳或不食乳。食前少服益黄散；食后多服玉露散。

七月七日以后吐泻，身温凉，三分热七分冷也。不能食乳，多似睡，闷乱，硬气，长出气，睡露睛，唇白多哕，欲大便，不渴。食前多服益黄散；食后少服玉露散。

八月十五日以后吐泻，身冷，无阳也。不能食乳，干哕，泻青褐水。当补脾，益黄散主之。不可下也。

【笺正】

此四节据时令以定吐泻之或寒或热，太嫌呆板，不可为训。凡病皆当以见症分别寒热虚实，断无执时节以论治之理。而所谓几分热几分冷，尤其胶柱鼓瑟，必非确论。

第五十节　吐　乳

吐乳，泻黄，伤热也；吐乳，泻清，伤冷乳也。皆当下。

【笺正】

泻黄或有实热证，青泻则有虚有实，是当以其余之见症，分别论治。概谓当下，必不尽然。伤热伤冷之说，亦嫌凿足适履。

第五十一节　虚　羸

脾胃不和，不能食乳，致肌瘦。亦因大病或吐泻后，脾胃尚弱，不能传化谷气也。有冷者，时时下利，唇口青白；有热者，温壮身热，肌肉微黄。此冷热虚羸也。冷者，木香圆主之。夏月不可服，如有证则少服之。热者，胡黄连圆主之。冬月不可服，如有证则少服之。

【笺正】

虚寒虚热，分证甚明，而归源于脾胃为病，实是确论。但木香圆、胡黄连圆二方，皆治疳积腹大，非虚羸主药。岂仲阳之所谓虚羸，专以疳积一症言之耶？则此节殊未说明。且木香圆亦非能治冷症，更不可解。此恐传抄失真，读者不可不辨真味。

第五十二节　咳　嗽

夫嗽者，肺感微寒，八九月间，肺气大旺，病嗽者，其病必实，非久病也，其证面赤，痰盛，身热，法当以葶苈圆下之，若久者，不可下也；十一月、十二月嗽者，乃伤风嗽也，风从背脊第三椎肺俞穴入也，当以麻黄汤汗之。有热证，面赤，饮水，涎热，咽喉不利者，宜兼甘桔汤治之；若五七月间，其证身热，痰盛，唾黏者，以褊银圆下之。有肺盛者，咳而后喘，面肿，欲饮水，有不饮水者，其身即热，以泻白散泻之。若伤风咳嗽五七日，无热证而但嗽者，亦葶苈圆下之，后用化痰药。有肺虚者，咳而哽气，时时长出气，喉中有声，此久病也，以阿胶散补之。痰盛者，先实脾，后以褊银圆微下之，涎退即补肺，补肺如上法。有嗽而吐水，或青绿水者，以百祥圆下之。有嗽而吐痰涎，乳食者，以白饼子下之。有嗽而咯脓血者，乃肺热，食后服甘桔汤。久嗽者，肺亡津液，阿胶散补之。咳而痰实，不甚喘，而面赤，时饮水者，可褊银圆下之。治嗽大法：盛即下之，久则补之，更量虚实，以意增损。

【笺正】

咳嗽一症，病因极多，必谓随时令而迁移，殊是不确。然论肺实证，谓面赤，痰盛，身热，又谓非久病，则叙述见症，确切无疑，故宜葶苈圆。冬月伤风之咳，肺气必闭，故宜麻黄开肺气而发皮毛。其余分别虚实，所主药方，颇为简当。但甘桔汤主治咽喉不利，尚是拘泥古方。须知痰窒忌甘，则桔梗虽能泄降，犹嫌力薄，此必以开泄壅塞为第一义。所谓肺盛咳喘面肿，即肺实闭塞，气壅使然，宜量度风寒风热，分别用药。泻白散只可以治热壅，如是寒饮肺闭，误与桑皮地骨，沉降遏抑，则落井下石之祸也。今之俗医，类多此误，且不独桑皮不可妄用，即桑叶亦禀秋冬降气，寒邪作咳，亦当知戒，况其面目浮肿，肺气极闭者乎？喉中痰声，大有实证，岂可不辨，概用阿胶。

第五十三节　诸　疳

疳在内，目肿，腹胀，利色无常，或沫清白，渐瘦弱，此冷证也。

【笺正】

　　小儿之疳，即大人之虚劳。五脏虚证，皆谓之疳，故有五疳之称，然唯脾胃病最多。则幼孩嗜食，往往过度，能容而不能化，驯致腹胀如蛛，消瘦骨立，多由父母溺爱，唯求其能食之祸。此节以虚寒言之，胀而利下，色青或白，或止有白沫，绝是脾阳失司之候。治宜理中，甚者必加附子，而辅以消积行气之药，庶为近之。

　　疳在外，鼻下赤烂，目燥，鼻头上有疮，不著痂，渐绕耳生疮。治鼻疮烂，兰香散主之；诸疮，白粉散主之。

【笺正】

　　此则疳之发于外者，良由肺胃热炽，故疮发于鼻头鼻下。其绕耳生疮者，多在耳后折缝间，后世谓之旋耳疮，属少阳经之热，痛痒流水，最为难愈，宜内清少阳之火，外敷止痒收湿之药。此虽外证，然皆由诸经蕴热而生。兰香散、白粉散，俱用轻粉，止痒杀虫，诚是外科之佳方。然精于疡科者，则别有灵验药粉。拙编《外科纲要》下卷，可参观也。

　　肝疳，白膜遮睛，当补肝，地黄圆主之。

【笺正】

　　此肝肾阴虚，而虚火上炎。内服药物，固宜滋养肝肾真阴，而兼之以化瘀退翳；且须外用消翳点药。但病已顽痼，极不易效，而乃以六味地黄，作为通用品，则竟同于赵养葵之谰陋，孰谓仲阳而至于此？

心疳，面黄颊赤，身壮热，当补心，安神圆主之。

【笺正】
此火盛之症，故谓之心病，安神圆清润泄火，导热下行，虽曰补心，实是泻火之剂。

脾疳，体黄腹大，食泥土，当补脾，益黄散主之。

【笺正】
腹大而嗜食泥土，是为癖积，且有虫也。法当扶脾健运，消积杀虫。益黄散温中行气，不可谓此症主剂。今西药有山道年，专攻虫积，为效颇捷。（市肆中盛行疳积糖，即山道年和糖所制。）国产药品则使君子、雷圆、鹤虱等物，杀虫皆验。而仲景之乌梅圆，苦辛合剂，真良法也。

肾疳，极瘦，身有疮疥，当补肾，地黄圆主之。

【笺正】
此节太嫌浮泛，不可为训。

筋疳，泻血而瘦，当补肝，地黄丸主之。

【笺正】
筋属肝，故曰当补肝。然泻血之病源，殊不一致，自当求其病因而治之。六味地黄，胡可统治各种泻血之证，庸陋之尤，何以仲阳竟至于此？

肺疳，气喘，口鼻生疮，当补脾，益黄散主之。

【笺正】

此肺热之证，气喘固亦有肺火闭塞之一候，口鼻生疮，法宜清泄肺胃。益黄散乃温运脾虚之药，治此症甚非所宜，此盖狃①于脾为肺母，以为补土生金之计，拘拘于虚则补其母之套语，而不顾病情之虚实寒热。仲阳何竟愦愦若是耶！

骨疳，喜卧冷也，当补肾，地黄圆主之。

【笺正】

此骨蒸内热之候，故喜冷也，补肾是也，然必滋填肝肾真阴，大剂频投，或可有效。六味地黄，泛而不切，何能胜此重任！似此语气，庸劣鄙陋，可笑孰甚？

诸疳，皆依本脏补其母，及与治疳药。冷则木香圆；热则胡黄连圆主之。

【笺正】

五脏分主五疳，虽是有理，然其实已不免于附会。若谓各依本脏补其母，浮泛肤浅，空套话头，奚能取效！胡黄连圆虽可治实热症，而木香圆中有槟榔、千金子，又岂可以治寒症！似此谫陋简略，徒授庸医粗疏恶习。仲阳号为儿科圣手，不当

————

①狃（niǔ 扭）：因袭，拘泥。

浑浑至此。

疳皆脾胃病，亡津液之所作也。因大病或吐泻后，以药吐下，致脾胃虚弱，亡津液。且小儿病疳，皆愚医之所坏病。假如潮热，是一脏虚，一脏实，而内发虚热也。法当补母而泻本脏则愈。假令日中发潮热，是心虚热也。肝为心母，则宜先补肝，肝实而后泻心，心得母气则内平而潮热愈也。医见潮热，妄谓其实，乃以大黄、牙硝辈诸冷药利之。利既多矣，不能禁约，而津液内亡，即成疳也。又有病癖，其疾发作，寒热饮水，胁下有形硬痛。治癖之法，当渐消磨，医反以巴豆、硇砂辈下之。小儿易虚易实，下之既过，胃中津液耗损，渐令疳瘦。

【笺正】

此谓疳皆脾胃之病，由伤津液而来，最是真谛。盖五疳形证，虽似分途，而其致病之源，止有两道：一为食物太杂不能消化，积滞多而生内热，则形日癯而腹日胀；一为攻伐不过，脾阴日伤，津液耗而生内热，则气不运而腹自膨。虽一虚一实，其源不同，而在腹胀肉脱之时，则实者亦虚，其症乃同归于一致，岂非皆由脾胃而来，仲阳虽止言误下而不及伤食一层，究竟伤食成疳，亦是阴竭阳亢，津液耗伤之候。仲阳此论，探源头于星宿之海，提纲挈领，较之上文以五脏筋骨分条，凭见证而不详病源者，大有泾渭之别。或谓误下多利，脾肾虚寒，当为慢惊之虚症，不当为腹膨之实症。寿颐则谓误下之变，亦有两端：过下而亡其脾肾之阳。则阴霾上凌，汩没①

---

①汩没：埋没。

太空，是为虚寒之慢惊；过下而亡其脾肾之阴，则孤阳独亢，消烁津血，是为虚热之疳积。故治疳者虽不可不化其积滞，而养胃存津，尤为必要。唯所论潮热，泛言一脏虚一脏实，当补母而泻本脏云云，则又是空泛之套语，不可为训。

又有病伤寒五六日，间有下证，以冷药下之太过，致脾胃津液少，即使引饮不止，而生热也，热气内耗，肌肉外消，他邪相干，证变诸端，因亦成疳。

又有吐泻久病，或医妄下之，其虚益甚，津液燥损，亦能成疳。

【笺正】

此二节申言误下所以成疳之故。盖其初纵有当下之之症，而攻伐太过，阴虚血燥，脾胃无健运之权，即是所以成疳之实在病理。

又有肥疳，即脾疳也，身瘦黄，皮干而有疮疥，其候不一，种种异端，今略举纲纪。目涩或生白膜，唇赤，身黄干或黑，喜卧冷地，或食泥土，身有疮疥，泻青白黄沫水，利色变易，腹满，身耳鼻皆有疮，发鬓作穗，头大项细极瘦，饮水，皆其证也。

【笺正】

此节言肥疳，似以实症立论。然至于泻出青白黄沫，已是虚候。盖疳积已成，终是脾胃皆虚，下节肥热冷瘦之名，不过以初病久病，稍为区别，非初病果皆大实证也。

大抵疳病当辨冷热肥瘦，其初病者为肥热疳；久病者为瘦冷疳。冷者木香圆，热者黄连圆主之。冷热之疳，尤宜如圣圆。故小儿之脏腑柔弱，不可痛击，大下必亡津液而成疳。凡有可下，量大小虚实而下之，则不至为疳也。初病津液少者，当生胃中津液，白术散主之。唯多则妙。余见下。

【笺正】

此节特出白术散一方，养胃生津液，鼓舞中州清阳之气，而不升提以摇动肾肝。脾胃家之良方，当在东垣之上，多服为佳。明人缪仲淳之资生圆子，实即脱胎于此。

第五十四节　胃气不和

面㿠白，无精光，口中气冷，不思食，吐水，当补脾。益黄散主之。

【笺正】

此亦脾胃虚寒之证，益黄散是也。异功散、六君子，理中皆可服。

第五十五节　胃冷虚

面㿠白，色弱，腹痛，不思食，当补脾。益黄散主之，若下利者，调中圆主之。

【笺正】

此比上条多腹痛一证，已宜温中，况更利下乎？钱氏之调中圆，即理中也。

第五十六节　积　痛

口中气温，面黄白，目无精光，或白睛多，及多睡，畏食，或大便酸臭者，当磨积，宜消积圆；甚者，当白饼子下之，后和胃。

【笺正】

此是食积，因滞生热。腹膨腹痛，口气温者，胃中蕴热之证。面黄白者，脾气不运，色无华采也。脾乏健运，则大气不司旋转，故为倦怠嗜卧。伤食故必恶食。积滞不去，故大便酸臭。此皆伤食大实之确证，故宜攻下。仲阳此书，固时时以妄攻误下为禁约者，唯恐稚龄质薄，剥削元阴。然果是实症，亦必无养痈贻害之理。此条叙证，何等明白，果能从此明辨笃行，慎思审问，亦安有虚虚实实之虑！

第五十七节　虫痛　虚实腹痛

面㿠白，心腹痛，口中沫及清水出，发痛有时，安虫散主之。小儿本怯者多此病。

【笺正】

积滞之痛，痛在肠胃，故止有腹痛，无心痛。虫则时上时下，可以上膈而入胃之上脘，故有时腹痛，有时心口亦痛。口有白沫及清水者，皆蛔上逆行，故涎沫随之而时时泛溢，此皆虫动之确证。不杀其虫，则痛何由定！安虫散固是杀虫主剂，而方名曰安，不曰杀者，古人心理，每谓虫是腹中恒有之物，似乎伏则不能为害，惟动则为病，故宜安而不宜杀。须知湿热生虫，无病之人，本不有此。读新学家剖解生理之书，不言常人无病之时，必皆有虫。果其有之，则蕴湿积热所致，岂非物必先腐而后虫生之理，则杀之唯恐不速，何必曰安？此是古人理想之谬，所当为之纠正者也。

积痛、食痛、虚痛，大同小异。唯虫痛者，当口淡而沫自出，治之随其证。

【笺正】

此又言虫痛与其他食积中虚诸痛之不同处，唯以有沫无沫为辨，此是辨症之第一要诀。后人又有以口内上腭有白点，及上下唇内牙龈等处生白点者，为有虫之确证。寿颐常验之于三十年阅历，则有点者果皆有虫，而有虫者则未必皆有点。知上腭唇内之有点者，其病较深。此又仲阳后之新发明者，亦可为博闻强识之一助也。

第五十八节 虫与痫相似

小儿本怯，故胃虚冷，则虫动而心痛，与痫略相似，但目不斜手不搐也。安虫散主之。

【笺正】

虫动则痛，痛则小儿无不大叫者。不动则不痛而儿亦安。忽作忽止，而是儿之时动时静，反复无常，正与痫症之猝暴发作，狂叫无端者，同此一辙，故曰相似。唯虫必因肠胃湿热而生，仲阳反谓之胃虚冷，殊不甚确。但吐蛔之症，固亦有因于胃气虚寒者，则虫生已久，脾胃之运化无权，驯致中阳不振，体倦乏力，面色萎黄，无气以动。乌梅圆为治蛔第一良方，辛温助阳，确是为虚冷者立法，是吐蛔病中之一种。非凡是虫病，皆属虚冷，此乃仲阳立说之失检，举其一而遗其一。学者必须随证辨别，审定病源，不可执此一端，食古不化。

第五十九节　气不和

口频撮，当调气，益黄散主之。

【笺正】

脾主唇口，脾气虚寒则唇紧，故口为之撮。此节"气"字，以脾气而言。药主益黄，其旨可见，非泛泛然气血之气也。

第六十节　食不消

脾胃冷，故不能消化，当补脾。益黄散主之。

【笺正】

此脾胃阳虚，不能化物，必有泄泻完谷之虚，故宜益黄散。

第六十一节　腹中有癖

不食但饮乳是也，当渐用白饼子下之。

【笺正】

此节辨证，太嫌浑漠，不可为训。

小儿病癖，由乳食不消，伏在腹中，乍凉乍热，饮水，或喘嗽，与潮热相类，不早治，必成疳。以其有癖，则令儿不食，致脾胃虚而热发，故引饮，水过多，即荡涤肠胃，亡失津液，脾胃不能传化水谷，其脉沉细，益不食。脾气虚衰，四肢不举，诸邪遂生，鲜不瘦而成疳矣！余见疳门。

【笺正】

癖，即积也。古字当作"辟"，本是借用襞积之义，以其病名，后人乃制癖字。唯有食积，不能消化，故身有热而肌肉消瘤，即是疳症。寿颐又按"辟积"二字，《素问》屡见，可知古人止用辟字。《后汉书》张衡传注，襞积，衣褶也。朱骏声《说文通训定声》谓襞布帛之广而褶叠之。苏俗所谓打裥，此借辟作襞，乃有积义。

第六十二节　虚实腹胀（肿附）

腹胀由脾胃虚气攻作也。实者闷乱满喘，可下之，用紫霜圆、白饼子。不喘者①也，不可下。若误下，则脾气虚上附肺而行，肺与脾子母皆虚。肺主目胞腮之类，脾主四肢，母气虚甚，即目胞腮肿也。色黄者，属脾也，治之用塌气圆渐消之；未愈渐加圆数，不可以丁香、木香、橘皮、豆蔻大温散药治之。何以然脾虚气未出，腹胀而不喘，可以散药治之，使上下分消其气，则愈也。若虚气已出，附肺而行，即脾胃内弱，每生虚气，入于四肢面目矣。小儿易为虚实，脾虚不受寒温，服寒则生冷，服温则生热，当识此，勿误也。胃久虚热，多生疳病，或引饮不止。脾虚不胜肾，随肺之气上行于四肢，若水状；肾气浸浮于肺，即大喘也。此当服塌气圆。病愈后，面未红者，虚衰未复故也。

治腹胀者，譬如行兵战寇于林。寇未出林，以兵攻之，必可获；寇若出林，不可急攻，攻必有失，当以意渐收之，即顺也。

【笺正】

此节言胀肿仅在腹，属于脾家一脏为病，尚是实症，可以攻下，亦可用行气疏散之药，运行气滞，专治其胀。若至四肢面目俱肿，则已由脾及肺，上不生金，不可复投温燥疏散之法。盖初病在脾，止是大气窒滞不行，授以疏通，则滞者行而

---

①者：此下周学海本有"虚"字。

胀自已。迨至肢体面目浮肿，则病情四窜，本已散之四方，而仍用香燥泄气，宁不使散者益散，助桀为虐，故谓之虚，似此分虚实二症，虽似创解，却有至理。次节以寇在林中为喻，其初贼聚林中，可以兜剿；继而蔓延四散，则不可攻，取譬亦颇切当。而归束于收摄一法，则本属大气涣散，自当主以摄纳。古谓白芍、萸肉能收肝脾肾三脏涣漫之阴气者，正是仲阳不言之秘，最是治虚胀之不二法门。唯开手谓喘者为实，不喘①虚，则殊不尽然。盖胀而兼喘一症，已自有虚实两途，病情可辨。其脾气壅塞，上凌及肺，因而为喘者，则是实症，可以开泄决壅，以导其滞；亦有肾虚不纳，气逆冲肺，因而为喘者，亦是虚症，法当镇坠摄纳，以定共冲，是虚症中固有飞短喘息者在。仲阳此论，得毋尚有误会。

治虚腹胀，先服塌气圆，不愈，腹中有食积结粪，小便黄，时微喘，脉伏而实，时饮水，能食者，可下之，盖脾初虚而后结有积所，治宜先补脾，后下之，下后又补脾，即愈也。补肺恐生虚喘。

【笺正】

此又言腹胀一证，亦有先虚而后实者。盖本以气虚不运而为膹胀，继则渐有积食，而虚者亦成实证。此必先顾其虚，以培根本；继导其滞，以治病标。迨至实滞既通，而复固护本元，以为善后久长之计，斯为本末兼到，至当不易之良图。

---

①喘：据上文"喘者为实"，此下当有"为"字。

第六十三节　喜　汗

厚衣卧而额汗出也，止汗散主之。

【笺正】

　　此阳盛之汗。六阳会于头面。其气上行，故汗止在额。止汗散唯蒲灰一味，取其生长泽中，清芬之气，可以泄热，而烧灰服之，欲其引热下泄。寿颐谓此是实火上炎为病，亦可用当归六黄汤，苦寒泄降，借黄芪走表之力，使苦药达于表分，而阳自潜，则汗自止。与阴虚内热，疏泄太过之汗出大异，不可不明辨而慎思之。

第六十四节　盗　汗

　　睡而自汗出，肌肉虚也，止汗散主之；遍身汗，香瓜圆主之。

【笺正】

　　盗汗未必皆是虚证，阳热太旺者亦有之。止汗散、香瓜圆皆非治虚火之药，而本条乃谓之肌肉虚，则与所用之药，不能针对矣。此条尚有语病。

第六十五节　夜　啼

脾脏冷而痛也，当与温中药，及以法禳之，花火膏主之。

【笺正】

小儿夜不成寐而多啼哭，阴虚内热者居多。花火膏用一味灯花，是专以清泄降热为义。而仲阳乃谓冷痛，已不尽然，又谓以法禳解，则古人神道设教之意，又非医者分内之事。如以此定为治病大法，能不令通人齿冷！

第六十六节　惊　啼

邪热乘心也，当安心，安神圆主之。

【笺正】

此是稚阴未充，虚阳上乘，胆气馁怯之证。宜清火泄降，镇定宁神，或参滋阴潜阳，柔肝胆而摄纳之。此即惊痫之初步，如病进一层，则脑神经即承其弊矣。

第六十七节　弄　舌

脾脏微热，令舌络微紧，时时舒舌。治之勿用冷药及下之，当少与泻黄散，渐服之。亦或饮水，医疑为热，必冷药下之者，非也。饮水者，脾胃虚，津液少也。又加面黄肌瘦，五心烦热，即为疳瘦，宜胡黄连圆辈。大病未已，弄舌者，凶。

【笺正】

舌乃心之苗。弄舌者，以心火太亢，故时时伸舌于外，以宣其气，治宜用清心之药。仲阳谓是脾热者，以足太阴之脉，连舌本，散舌下故也。方用泻黄，栀子、石膏，皆清宣泄火之品，未尝不可，但防风必非所宜。治当以化痰顺降为主，诚不宜过于寒冷者。

第六十八节　丹　瘤

热毒气客于腠理，搏于血气，发于外，皮上赤如丹，当以白玉散涂之。

【笺正】

此是发痧，皮色红晕，如朵朵赤霞，有色无形，望之鲜红，扪之无迹，热在肌腠，止须清血，为效甚捷。惟初生幼孩，血热壅滞发丹，则扪之有痕，如鸡冠花朵，皮肤板滞，而能游走，苏俗谓之游丹，初则发于股上臀间，亦有上延腹背者，俗人治法，恒以针挑刺，去其毒血，亦能自已。甚者血色紫黑，不泄不可，延窜及胸，即为不治，死者亦夥，寿颐用芭苴①根，捣汁涂其红晕，亦能消散；内服清热通腑之药，大便畅解，其病自已。症属热壅，即此可征。钱用白玉散外涂，亦

---

① 苴：据文义当作"蕉"。

是寒凉清热之法，唯谓是丹瘤，则"瘤"之一字，殊不可解，
或传写有讹误耶？寿颐闻之朱阆师曰：小儿游丹，多因初生之
时，吴俗即时洗濯，而儿在母腹，何等温暖，乍出母怀，即入
水浴，水气逼其肌肤之热。壅遏不行，乃生此患，故宜针刺出
血，以决其壅。师门家法，堕地幼孩，皆不入浴，须过三朝，
然后洗濯，皆无此患。寿颐生孩四五，用俗例洗濯，亦皆患
此，但不甚重，用芭蕉根汁调清凉敷药，皆能桴应。惟第三女
生于腊月，天气极冷，乃不入浴，而竟无此恙，则师说亦可自
征。附于此，以助博闻。

第六十九节　解　颅

年大而囟不合，肾气不成也。长必少笑，更有目白睛多，
㿠白色瘦者，多愁少喜也。余见肾虚。

【笺正】

解颅岂仅囟门不合，甚者且左右弛解。二三岁幼孩，头大
如八九岁时，面㿠形瘦，啼笑无神，且颈项软弱，头不能举。
幼儿得此，必不可育，何能长成，仲阳只谓少笑多愁，盖以最
轻之症而言，故只云囟不合，殊未说到解颅之重症。前有肾虚
一条，立论亦未允当。

第七十节　太阳虚汗

上至头，下至项，不过胸也，不须治之。

【笺正】

但头汗出，是阳壅于上，阳明症有之，而谓是太阳症，甚不可解。

第七十一节 胃怯汗

上至项，下至脐，此胃虚。当补胃，益黄散主之。

【笺正】

胸前有汗，亦阳明热盛之征，谓属胃病尚无不可，何以谓是胃家虚怯，亦不可解。

第七十二节 胃 啼

小儿筋骨血脉未成，多哭者，至小所有也。

【笺正】

此节甚不可解，而末句更不成句，必有讹误。

第七十三节 胎 肥

生下肌肉厚，遍身血色红。满月以后，渐渐肌瘦，目白睛粉红色，五心热，大便难，时时生涎，浴体法主之。

第七十四节 胎 怯

生下面色无精光，肌肉薄，大便白水，身无血色，时时哽气，多哕，目无精彩，当浴体法主之。

第七十五节 胎 热

生下有血气，时叫哭，身壮热如淡茶色，目赤，小便赤黄，粪稠，急食乳，浴体法主之。更别父母肥瘦，肥不可生瘦，瘦不可生肥也。

【笺正】

此三节皆不可解。且情状不同，而止用一浴体法，尤为莫名其妙，存而不论可也。

第七十六节 急欲乳不能食

因客风热入儿脐，流入心脾经，即舌厚唇燥，口不能乘乳，当凉心脾。

【笺正】

既曰风热，则法当疏风，而止曰凉心脾，似亦不合。据所述舌厚唇燥，是脾胃痰热内郁，当以开泄清化为是，只知有凉，更不稳妥。

　　肺热胀满，攻于胸鬲①，即成龟胸。又乳母多食五辛，亦成。儿生下客风入脊，逐于骨髓，即成龟背。治之以龟尿点筋骨。取尿之法，当莲叶安龟在上，后用镜照之，自尿出，以物盛之。

【笺正】
　　此是小儿先天本薄，阴虚内热，骨节柔脆，而为痰热所乘，骨乃为之胀大。西医家谓之骨节发炎。苟能治其病源，保其不再胀大，已是第一良医，必无可以缩小全愈之理。中土医家，所见甚浅，不能悟其原理，因其形似，名曰龟胸龟骨②，又曰鸡胸。比人如畜，本极可鄙。而龟尿点骨，更是无可奈何之妄想，必不能有何效验。当今文明大启之时，宁不令人笑死？此附会之尤，乃中国医界之最可耻者，是当亟与删薙③，严加非种之锄，庶几可为吾道祛除瑕点。

第七十八节　肿　病

　　肾热传于膀胱，膀胱热盛，逆于脾胃，脾胃虚而不能制

---

①鬲：通"膈"。
②骨：据文义作"背"。
③薙（tì 剃）：除草。《说文》："薙，除草也。"这里作"删除"解。

上
卷
脉
证
治
法

肾，水反克肾，脾随水行，脾主四肢，故流走而身面皆肿也。若大喘者，重也，何以然？肾大盛而克退脾土，上胜心火，心又胜肺，肺为心克，故喘。或问曰：心刑肺，肺本见虚，今何喘实？曰：此有二，一者肺大喘，此五脏逆；二者肾水气上行，傍浸于肺，故令大喘。此皆难治。

【笺正】

肿病属热者轻，湿热不化，流入经隧，清热理湿，其病易治。惟脾肾两虚，清阳无权，而寒水泛溢者，其病为重。仲阳谓水反克土，脾随水行者，即是寒水泛滥，怀山襄陵①之候。唯开首仅谓肾传热于膀胱云云，一似止有热症，而不及虚寒水溢一症，殊嫌漏略。其谓肿而大喘者重，则肾水上溢，水气射肺，而致喘逆，地加于天，岂非极重之候。仲阳必谓上胜心火，心又胜肺，展转迂曲，涂附五行生克，最是腐气可厌，且必非病理之真，本觉无谓，末又谓肾水上行，傍浸于肺，何等直爽。

第七十九节　五脏相胜轻重

肝脏病见秋，木旺，肝强胜肺也，宜补肺泻肝。轻者肝病退，重者唇白而死。

肺病见春，金旺，肺胜肝，当泻肺。轻者肺病退，重者目淡青，必发惊。更有赤者，当搐，为肝怯，当目淡青色也。

①怀山襄陵：指洪水漫漫，汹涌奔腾直上山陵。语见《尚书·尧典》："汤汤洪水方割，荡荡怀山襄陵。"

心病见冬，火旺，心强胜肾，当补肾治心。轻者病退，重者下窜不语，肾虚怯也。肾病见夏，水胜火，肾胜心也，当治肾。轻者病退，重者悸动常搐也。

脾病见四旁，皆仿此治之。顺者易治，逆者难治。脾怯当面目赤黄，五脏相反，随证治之。

【笺正】

此节以五行生克推测，最是浮泛。要之凡有病症，须得见证论治，空言生克，陈腐满纸，此吾国医学之最下乘。质而言之，完全乱道。究竟自唐以前，尚未有此恶习，有之，以金元明医书为最甚，而宋代实开其端，此中医极腐败之历史，不佞亦何能为之曲护！

第八十节　杂　病　证

【笺正】

此篇所录各证，未免丛杂，且有不甚可解，及言之不详者，盖随笔杂记，本无深意；或阎氏据所见各本中零星琐句，汇之一处，以便读者，就中碎金残璧，自有可存。爰以管见所及，稍为疏通而证明之。其有不知，姑从盖阙。后条不治诸症仿此。

目赤兼青者，欲发搐。

【笺正】

目有青色，肝气横而本脏之色已见。如其再进一步，愈肆其横，则必致气血上冲，迫为脑神经病，故知其欲发搐。仲阳之时，虽尚未有神经之发明，然病情病理，明眼者自能窥见于将然未然之时。可知仲阳阅历功夫，固是甚深，所谓见多识广，料事无不中也。

目直而青，身反折强直者，生惊。

【笺正】

目直身反折强直，脑神经已受病矣。此即惊痫证中之一种。惟其惊痫已作，故目直视而身痉直，或且如角弓之反张，不可谓此等见证能生惊也。

咬牙甚者发惊。

【笺正】

咬牙是肝火已动而脾受其侮，亦气血冲脑，神经扰乱之一端，故曰发惊。

口中吐沫水者，后必虫痛。

【笺正】

蛔动作痛，而后口有白沫，此不可谓因吐沫而后生虫。

昏睡善嚏悸者，将发疮疹。
吐泻昏睡露睛者，胃虚热。

【笺正】

既吐且泻，脾胃伤矣。睡而露睛，皆脾肾阳虚之候，将有慢脾风之变矣，岂是虚热？

　　吐泻昏睡不露睛者，胃实热。

【笺正】

　　上吐下泻，未尝无内实之证。仲阳以露睛不露睛，为虚实之辨，认症极精。然所吐所泻之或为清彻，或为臭秽，及面目之有神无神，亦自大有分别。学者苟能于其余之见证辨之，更必有可据者在。

　　吐泻乳不化，伤食也，下之。

【笺正】

　　实热而食不能化，以致上吐下泻，仍是乳食，此即大人之邪热不能杀谷一症。然脾胃虚寒之吐泻，亦最多食不消化者，此胡可概作伤食，一例下之。盖此证之虚实，当以神色脉证为辨，如此浑言，太嫌无别，此当非仲阳手笔。

　　吐沫及痰，或白绿水，皆胃虚冷。

【笺正】

　　吐呕稀痰白沫，胃寒无疑。此"痰"字当作寒饮解，即清彻之白沫，非稠厚之浓痰。盖"痰"字古只作"淡"，本指淡薄之白沫而言，即仲景书中之所谓水饮。近人以清彻者为饮，属寒；浓黏者为痰，属热。或者谓"痰"字从炎，指为火病，则皆晚近之分别，唐以上无是也。

吐稠涎及血皆肺热，久则虚。

【笺正】

此所谓稠涎，则近人之所谓稠厚浓痰也，是固热症。若吐血，则亦气火上升之病为多。钱谓肺热，诚是。但治咯血吐血，必以清泄顺降为先，甚者且必化瘀，不可仅用寒凉清肺之药。

泻黄红赤黑皆热，赤亦毒。

【笺正】

大便虽泻，而所泻者，皆红黄赤黑，非清彻淡白，属热何疑。所谓毒者，即是热甚。

泻青白，谷不化，胃冷。

【笺正】

便溏色青，多是虚寒。若淡白而完谷不化，中寒甚矣，此宜理中，甚则附子。

身热不饮水者，热在外；身热饮水者，热在内。

【笺正】

身热不渴，热在表而未内传，至渴能引饮，则由表入里矣。此表热里热之确有可辨者。

口噤不止则失音，迟声亦同。

長大不行，行则脚细。

齿久不生，生则不固。

发久不生，生则不黑。

【笺正】

以上四节，殊未了了，存而不论可耳。

血虚怯为冷所乘，则唇青。

【笺正】

唇青者，多是脾胃虚寒。以上下唇皆足阳明胃之经络所过，而脾胃相为表里也。

尿深黄色，久则尿血。

【笺正】

尿色深黄，膀胱之热甚矣。日久则瘀热益炽，故当尿血。

小便不通，久则胀满，当利小便。

【笺正】

小水不通，即为胀满，何待其久？且溲便之变，其因不同。利小便之法，岂仅一端？而乃模模糊糊，如此立论，仲阳决不若是之混沌。

洗浴拭脐不干，风入作疮，令儿撮口，甚者是脾虚。

【笺正】

此是脐风，初生数朝之孩，多有此症，其候极危，岂得以"脾虚"二字，混混言之？风入作疮，似"疮"字有误。此症惟燋火最佳，见夏氏①《幼科铁镜》，有十三燋法，极效。此条言之太略。岂仲阳所见之证，与今不同耶？当参阅夏氏《铁镜》。

　　吐涎痰，热者下之；吐涎痰，冷者温之。
　　先发脓疱，后发斑子者，逆。
　　先发脓疱，后发疹子者，顺。
　　先发水疱，后发疹子者，逆。
　　先发脓疱，后发水疱，多者顺；少者逆。
　　先水疱，后斑子，多者逆，少者顺。
　　先疹子，后斑子者，顺。

【笺正】

此即前疮疹条中，所谓五脏各有一证也。顺逆，盖即以五行生克言之，然不可泥。

　　凡疮疹只出一般者，善。

【笺正】

钱谓五脏疮疹，各有一证。只出一般，是仅有一脏之证，

———————

①夏氏：即清代儿科医家夏禹铸。

故以为善。欲其纯粹，不欲其杂厕①也。

胎实，面红，目黑睛多者，多喜笑。
胎怯，面黄，目黑睛少，白睛多者，多哭。

【笺正】
胎实胎怯，即先天之虚实，先天强壮，必多喜笑；先天薄弱，必多啼哭。此是确乎不易之至理。黑睛是肾阴所注，瞳神大小，可识真水之盛衰，是即子舆氏②之所谓莫良于眸子矣。

凡病先虚，或下之。合下者先实其母，然后下之。假令肺虚而痰实，此可下，先当益脾，后方泻肺也。

【笺正】
先补其母，而后可泻，盖以稚龄弱质，唯恐耗伤正气故耳。然究是老生常谈，必不可泥。

大喜后，食乳食多，或惊痫。
大哭后，食乳食多，或吐泻。

【笺正】
此二条，其义未详。

心痛吐水者，虫痛。

①杂厕：指混杂；夹杂。《说文解字》："分别部居，不相杂厕。"
②子舆氏：即孟子。姬姓，孟氏，名轲，字子舆。

【笺正】

虫积作痛，多吐白沫；胃虚寒痛，则吐清水。二者病情，确有分别。然应用之药，乌梅圆，左金圆，酸苦甘辛，混合并投，其效若一。

吐水不心痛者，胃冷。

【笺正】

但吐清水而脘不痛，固是脾胃虚寒，肝气来侮之症。然且吐且痛者，症情亦大略相似。治用辛温，亦未尝不合符节。

病重，面有五色，不常不泽者，死。

【笺正】

病重而面色不泽，既黯且晦，且甚至变化无常，其死宜矣。

呵欠面赤者风热。

【笺正】

风为阳邪，故面为之赤。

呵欠面青者惊风。

【笺正】

青乃肝脏本色。肝气横逆，上见于面，木动生风，当为惊痫。

呵欠面黄者脾虚惊。

【笺正】

面色萎黄，脾虚之本色露矣。如此而发惊动风，即慢脾之虚风也。

呵欠多睡者内热。

【笺正】

热伤气，故为倦怠嗜卧。

呵欠气热者伤风。

【笺正】

此风束于表，肺胃郁热。

热证疏利或解化后，无虚证，勿温补，热即随生。

【笺正】

凡热病善后之法，元阴已伤，余焰未熄，止宜清养，勿遽腻补，何论"温"之一字。若不知此义，而以为大病甫起，非补不可，每有余热复炽之变。况在幼孩，阴本未充，阳尤易动者乎。仲阳此论，实从经验阅历而来，所谓三折肱者是也。

第八十一节　不治证

目赤脉贯瞳仁。

囟肿及陷。

【笺正】

　　幼孩囟门未合，肿者脑热太盛，陷者脑髓已竭，故皆不治。

鼻干黑。

【笺正】

　　此肺气已绝之征，所谓鼻黑如烟煤者是也。

鱼口气急。

吐虫不定。

【笺正】

　　此虫病之极剧者。所谓不定，吐虫极多而无所底止。其人肠胃津液，已为虫蚀净尽，尚何有可生之理？明人治案中，有此一条可参。

泻不定，精神好。

大渴不止，止之又渴。

【笺正】

此胃液已竭，故渴不可止。

吹鼻不喷。

【笺正】

鼻不喷嚏，肺已绝矣。

病重口干不睡。
时气唇上有青黑点。
颊深赤，如涂胭脂。

【笺正】

此真阴竭于下，而浮阳泛于上也。

鼻开张。
喘急不定。

【笺正】

此皆肺绝，自不可治。

第一条 李寺丞子三岁病搐

李寺丞子，三岁，病搐，自卯至巳，数医不治，后召钱氏视之。搐目右视，大叫哭。李曰：何以搐右？钱曰：逆也。李曰：何以逆？曰：男为阳而本发左，女为阴而本发右。若男目左视，发搐时无声，右视有声；女发时，右视无声，左视有声。所以然者，左肝右肺，肝木肺金，男目右视，肺胜肝也，金来刑木，二脏相战，故有声也。治之泻其强而补其弱。心实者，亦当泻之，肺虚不可泻。肺虚之候，闷乱哽气，长出气，此病男反女，故男易治于女也。假使女发搐，目左视，肺之胜肝，又病在秋，即肺兼旺位，肝不能任，故哭叫。当大泻其肺，然后治心续肝。所以俱言目反直视，乃肝主目也[①]。钱用泻肺汤泻之，二日不闷乱，当知肺病退。后下地黄圆补肾三服，后用泻青圆、凉惊圆各二服。凡用泻心肝药，五日方愈，不妄治也。又言：肺虚不可泻者何也？曰：设令男目右视，木反克金，肝旺胜肺，而但泻肝，若更病在春夏，金气极虚，故当补其肺，慎勿泻也。

[①]也：此下周学海本有"凡搐者，风热相搏于内，风属肝，故引见之于目也"十九字。

【笺正】

男左视无声，右视有声；女右视无声，左视有声。仲阳书中，每以此为必然之事。当是屡经阅历，实有所验，而后有此确凿之论。然观其所持之理，则曰男本发左，女本发右，盖以左升右降，左阳右阴言之。似乎男以左为主，女以右为主，虽至今俗谚，妇孺皆知有"男左女右"四字，实则生理之真，谁能说明其所以当左当右之原理，则此说已觉不可证实。而谓男目右视，为肺胜肝，女目左视，为肺胜肝[1]，则其理又安在？又谓金来刑木，二脏相战，故有声；则假令反之者为木来刑金，岂二脏不相战而无声耶？究竟发搐之实在病情，无非肝火上凌，激动气血，上冲入脑，震动神经，以致知觉运动，陡改其常。近今之新发明，固已凿凿有据。则古人理想空谈，本是向壁虚构，所以扞格[2]难通，不必再辩。

钱氏此案，上半节，自当存而不论。其下半节，谓肺胜肝，而病在秋，即肺当旺位，肝不能任，治当泻肺，其理尚属醇正。然又谓治心续肝，则不可解，盖谓后治肝火，更清心火之意，观下文用泻青、凉惊二圆可知。究竟"续肝"二字，必不可通。宋金元明医书，多此语病，文字之疏，不可为古人讳。又谓"所以俱言目反直视"一句，亦未条畅。又谓凡搐者风热相搏于内，诚是确论，然不能知震动脑神经之原理，而以风属肝，引之见于目，强为附会，仍是肤浅之见。所投方药，先泻其当旺之热，后以六味顾其水源，更投泻青、凉惊以

---

①肺胜肝：据上文文义当作"肝胜肺"。
②扞格（hàn gé 汗隔）：有抵触，互相抵触，格格不入。

清余焰，背①是实热惊搐平妥治法。末段谓设令男目右视，木反克金，则"右"字必是"左"字之讹，否则与上文右视肺胜肝一层自相矛盾矣。

第二条 广亲王宅八使搐

广亲宅七太尉，方七岁，潮热数日欲愈，钱谓其父二大王曰：七使潮热将安，八使预防惊搐。王怒曰：但使七使愈，勿言八使病。钱曰：八使过来日午间，即无苦也。次日午前，果作急搐。召钱治之，三日而愈。盖预见自直视而腮赤，必肝心俱热，更坐石机子，乃欲冷，此热甚也。肌肤素肥盛，脉又急促，故必惊搐。所以言日时者，自寅至午，皆心肝所用事时，治之泻心肝补肾自安矣。

【笺正】

见其目直视而腮赤，谓为肝心俱热似也。要之目既直视，则气火上升，已是冲激脑经之候，惊而且搐，自在意中。见其坐石上而知其喜冷，亦是旁证之一助。然又曰脉急促，则固亦切其脉而知之，不仅以望色为能事矣。此脉之促，当以寸部短促数急为义，是与心肝阳盛，气火上冲，发为惊搐之症，最相符合，不必从叔和《脉经》，作数中一止解。

①背：据文义当作"皆"。

第三条　李司户孙百日发搐

李司户孙病，生百日，发搐三五次。请众医治，作天钓或作胎惊痫，皆无应者。后钱用大青膏如小豆许，作一服发之，复与涂囟法封之，及浴法，三日而愈。何以然？婴儿初生，肌骨嫩怯，被风伤之，子不能任，故发搐。频发者，轻也，何者？客风在内，每遇不任即搐。搐稀者，是内脏发病，不可救也；搐频者，宜散风冷，故用大青膏，不可多服。盖儿至小，易虚易实，多即生热，只一服而已。更当封浴，无不效者。

【笺正】

幼孩惊搐，总是稚阴本薄，孤阳上浮，激动脑经为病。钱谓客风在内，以里病认作外感，实是根本之差。且谓大青膏是发散之药，试考本书下卷本方，何一物是散风之药？聚珍本附录引阎氏集保生信效方，且有大青一味，合之方中天麻、青黛、蝎尾、竹黄，清凉泄降，退热化痰，明是为内热生风，挟痰上涌而设，制方本意，一望可知。而钱氏竟能认作疏散外风，自盾自矛，更不可解。寿颐窃谓是书集于阎氏之手，本自搜辑而来，或者仲阳原文，未必如是。又谓搐频者宜散风冷，故用大青膏，则以寒凉降泄之方，而谓发散风冷，更是北辙南辕，尤其可怪。至谓搐频者病轻，搐稀者反是病重不可救。粗心读之，几不可解。要知搐搦频仍者，是即急惊，病属实热，尚为易治。若搐稀则是慢惊，病属正虚，所以虽抽搐而不能有力，百日之婴，本根已拔，钱谓是内脏发病不可救，其理固有可得而言者，然仲阳则尚不能说明其所以然之故，盖阅历经验得之，而实则犹未能悟彻病理之真相，宜其笔下之恍惚而不甚可解也。

第四条　王氏子吐泻慢惊

　　东都王氏子吐泻，诸医药下之，至虚，变慢惊。其候，睡露睛，手足瘛疭而身冷。钱曰：此慢惊也，与栝楼汤。其子胃气实，即开目而身温。王疑其子不大小便，令诸医以药利之。医留八正散等数服，不利而身复冷。令钱氏利小便，钱曰：不当利小便，利之必身冷。王曰：已身冷矣！因抱出，钱曰：不能食而胃中虚，若利大小便即死。久则脾胃俱虚，当身冷而闭目，幸胎气实而难衰也。钱用益黄散、使君子圆四服，令微饮食。至日午果能饮食。所以然者，谓利大小便，脾胃虚寒，当补脾，不可别攻也。后又不语，诸医作失音治之。钱曰：既失音，开目而能食。又牙不紧而口不紧也。诸医不能晓，钱以地黄圆补肾。所以然者，用清药利小便，致脾肾俱虚，今脾已实，肾虚，故补肾必安。治之半月而能言，一月而痊也。

【笺正】

　　慢惊乃脾肾虚寒之病，睡中露睛，瘛疭身冷，皆是确证。病者必肌肤㿠白，唇舌无华，近贤治之，必用温补，以保元汤为不易之规范，乃钱则用栝楼汤，药止蒌根、蚤休二物，皆是清凉。且谓此药能令胃气实，即开目而身温，殊与药理相反。观后文以八心散①误伤津液，溲不利而身复冷，则此儿确是虚

————————————

①八心散：据文义当作"八正散"。

86

寒之质，又何以服蒌根、蚤休而得效？此中疑窦，妄不可听。唯谓脾胃虚寒者，当补脾不当利大小便，又谓失音是肾虚，以既开目而能饮食，又牙关不紧，明非急惊实热之舌本强可比，则与此症之虚寒者针对，是可法也。

第五条　杜氏子五岁病咳死症

东都药铺杜氏有子五岁，自十一月病嗽，至三月未止。始得嗽而吐痰，乃外风寒蓄入肺经。今肺病咳而吐痰，风在肺中故也。宜以麻黄辈发散，后用凉药压之即愈。时医以铁粉圆、半夏圆、褊银圆诸法下之，其肺即虚而嗽甚。至春三月间尚未愈。召钱氏视之，其候面青而光，嗽而喘促哽气，又时长出气。钱曰：疾困十已八九。所以然者，面青而光，肝气旺也。春三月者，肝之位也，肺衰之时也。嗽者，肺之病。肺之病，自十一月至三月，久即虚痿。又曾下之，脾肺子母也，复为肝所胜，此为逆也，故嗽而喘促，哽气，长出气也。钱急与泻青圆，泻后与阿胶散实肺。次日面青而不光，钱又补肺，而嗽如前，钱又泻肝，泻肝未已，又加肺虚，唇白如练。钱曰：此病必死，不可治也。何者？肝大旺而肺虚热，肺病不得其时，而肝胜之。今三泻肝而肝病不退，三补肺而肺证犹虚，此不久生，故言死也。此证病于秋者，十救三四；春夏者，十难救一。果大喘而死。

【笺正】

肺为娇脏，况在稚龄，初是感邪，止宜轻疏宣展肺壅，治之甚易。钱谓先用发散，后以凉药压之，盖指清肃肺家之品，以复金令右降之常，非谓大苦大寒之凉药也。医用铁粉、褊银，何尝非凉压之药？然不知疏泄新感而乃金石重坠；镇压太过，已非稚子所能堪。何况巴豆猛攻，徒伤脾肾，贼邪不去，而根本已摇，伤风不醒便成痨。诚非微风之果能杀人，固无一非医家用药不当，阶之厉①也。迨至面青而光，喘促哽气，劳已成矣。钱谓肝旺，岂真肝气有余之旺？亦是真气已竭，阴不涵阳，遂令怒木陡升，一发而不可遏耳。窃恐泻青之法，亦未尽然；且钱氏阿胶散中，尚有牛蒡、杏仁，亦非纯粹补肺之药，岂唇白如练者，果能一一符合？仲阳用药，尚未免囫囵吞吐之弊。末谓此证在秋，十救三四，春夏十难救一，拘泥四时五行消长之说，亦止以常理言之。若此证面青唇白，喘嗽哽气，已到劳损末传，纵在秋时，亦难挽救。仲阳亦未免徒托空言之弊。总之五行生克，多属空谈，原非生理病理之正轨。自唐以上医家者言，本无子母生克，如涂涂附之空泛套语，而独盛于金元之所谓诸大医家，至今日而遂为世所诟病，寿颐诚不敢为贤者讳，然仲阳此书，已开其例，要之终是瑕点，后有明哲，当亦不能为仲阳护法者矣。

第六条　转运使李公孙八岁风寒喘咳

　　京东转运使李公，有孙八岁，病嗽而胸满短气，医者言肺经有热，用竹叶汤、牛黄散，各二服治之，三日加喘。钱曰：此肺气不足，复有寒邪，即使喘满，当补肺脾，勿服凉药。李

---

①阶之厉：即厉阶。祸端；祸患的来由。《诗·大雅·桑柔》："谁生厉阶，至今为梗。"

曰：医已用竹叶汤牛黄膏。钱曰：何治也？医曰：退热退涎。钱曰：何热所作？曰：肺经热而生嗽，嗽久不除生涎。钱曰：本虚而风寒所作，何热也？若作肺热，何不治其肺而反调心？盖竹叶汤牛黄膏治心药也。医有惭色。钱治愈。

【笺正】

未出治病之药，颇似缺典。然案中明言风寒所作，则治疗大法，固亦可想而知。

第七条　张氏孙九岁病肺热

东都张氏孙，九岁，病肺热，他医以犀、朱、龙、麝、生牛黄治之，一月不愈。其证嗽喘闷乱，饮水不止，全不能食。钱氏用使君子圆益黄散。张曰：本有热，何以又用温药？他医用凉药攻之，一月尚无效。钱曰：凉药久，则寒不能食。小儿虚不能食，当补脾，候饮食如故，即泻肺经，病必愈矣。服补脾药二日，其子欲饮食。钱以泻白散泻其肺，遂愈。张曰：何以不虚？钱曰：先实其脾，然后泻肺，故不虚也。

【笺正】

此症饮水不止，肺胃明有蕴热，其不能食者，且有积滞在内，所以一派寒凉无效。仲阳先用使君子圆，其旨在此。更以益黄散相助为理，则滞气已行，而脾胃振动，饮食既进，则肺得母气，而后可泻，是为节制之师。

第八条 疮 疹

睦亲宫十太尉病疮疹，众医治之。王曰：疹未出属何脏腑？一医言胃大热，一医言伤寒不退，一医言在母腹中有毒。钱氏曰：若言胃热，何以乍凉乍热？若言母腹中有毒，发属何脏也？医曰：在脾胃。钱曰：既在脾胃，何以惊悸？医无对。钱曰：夫胎在腹中，月至六七，则已成形，食母秽液，入儿五脏。食至十月，满胃脘中。至生之时，口有不洁，产母以手拭净，则无疾病。俗以黄连汁压之，云下脐粪及延秽也，此亦母之不洁，余气入儿脏中，本先因微寒入而成，疮疹未出，五脏皆见病症。内一脏受秽多者，乃出疮疹。初欲病时，先呵欠，顿闷，惊悸，乍寒乍热，手足冷痹，面腮燥赤，咳嗽，时嚏，此五脏证具也。呵欠、顿闷，肝也；时发惊悸，心也；乍凉乍热手足冷，脾也；面目腮颊赤嗽嚏，肺也。唯肾无候，以在脐下，不能食秽故也。凡疮疹乃五脏毒，若出归一证，则肝水疮，肺脓疱，心斑，脾疹，惟肾不食毒秽而无诸证。疮黑者属肾，由不慎风冷而不饱内虚也。又用抱龙圆数服愈。其别无他候，故未发出则见五脏证，已出则归一脏也。

【笺正】

古之所谓疮疹，即今之所谓痘。痘是先天蕴毒，固无疑义。但谓儿在母腹食母秽液，止是古人理想，生理之真，殊不如是。儿初生时，口含不洁之物，先宜拭去，一有啼声，则已下咽。此秽入腹，必有胎毒，实是可信。后段论五脏见症，说已见前。抱龙圆句，用一又字，无根。古之医书，文字不自呼应，乃至于此。

第九条 惊 搐

四大王宫五太尉，因坠秋千，发惊搐。医以发热药治之，不愈。钱氏曰：本急惊，后生大热，当先退其热，以大黄圆、玉露散、惺惺圆，加以牛黄、龙、麝解之，不愈，至三日，肌肤上热。钱曰：更二日不愈，必发斑疮，盖热不能出也。他医初用药发散，发散入表，表热即斑生。本初惊时，当用利惊药下之，今发散，乃逆也。后二日，果斑出，以必胜膏治之，七日愈。

【笺正】

因坠而惊，因惊而搐，是震动心神，心火炎上，气血冲脑、神经之病。钱谓初惊时当以利惊药下之者，下之即所以泄其火，降其气，则炎上之势定，而脑神经即安。虽当时血冲脑之病，尚未发明。而仲阳意中，病情药理，却暗相符合，盖一病止有一理，即用药亦是止有一路，古今中外，无不一以贯之。见理已真，自能同归正鹄。仲阳学识，洵①非侪辈②可及，儿科圣手，不为虚誉。本条只言当以利惊药下之，未详方药。考下卷有利惊方，中有牵牛，即是下药。仲阳之意，当即指此，盖急惊本是实热，急下不嫌其峻，一鼓荡平，岂不省事？而俗医误认外感，妄投发散，则散之适以助其发扬，那不愈张

---

①洵：诚实，实在。
②侪（chái 柴）辈：同辈；同类之人。侪、辈；类。

烈焰？钱用大黄圆，仍是下泄退热，玉露散惺惺圆，则清镇抑降，皆治实热生惊正法。但惺惺圆已有脑、麝、牛黄，而钱又谓加以牛黄、脑、麝解之。则芳香走窜，恐嫌泄散，所以热不能退，结聚于表，而发痘疮（钱之所谓斑疮，以痘之属于心脏者言之，前卷及上条，自有明文，此症发于心火，故谓之斑，非世俗所谓胃热之发斑）。此是误投表药，逼热达表所致。寿颐尝谓近之俗医，凡治时病发热，无不一例解表。荆、防、柴、葛，接踵以投，口说防其发疹发斑（此是肺热达表之疹，胃热达表之斑，与仲阳此书之所谓斑疹大异），而其热不已。数日后成斑成疹，无不应手以出。病家方赞扬医者有先见之明，而不知皆其表药有以造成之。苟于下手之初，兼能泄化肺胃痰湿，去其凭据之巢穴，斑疹将何自而来？故善治时病者，必无发疹发斑之事，正与此案之发表成痘，同一机杼。盖医学荒芜，固已自昔皆然，未必于今为烈。至痘已发而仲阳仍以必胜膏之治实热倒靥黑陷者为治，则此儿始终皆是大实大热。议者弗以案语之不详，而误认凡是痘疮，竟恃此以操必胜之券也。

必胜膏即牛李膏，方见下卷，但牛李不知是何种李子耳！

第十条　疮　疹

睦亲宅一大王病疮疹，始用一李医，又召钱氏。钱留抱龙圆三服，李以药下之。其疹稠密，钱见大惊曰：若非转下，则为逆病。王言李巳用药下之。钱曰：疮疹始出，未有他证，不可下也。但当用平和药，频与乳食，不受风冷可也。如疮疹三日不出，或出不快，即微发之；微发不出，即加药；不出，即大发之。如大发后不多，及脉平无证者，即疮本稀，不可更发也。有大热者，当利小便；小热者，当解毒。若出快，勿发，勿下，故止用抱龙圆治之。疮痂若起，能食者，大黄圆下一二行即止。今先下一日，疮疹未能出尽，而稠密，甚则难治，此误也。纵得安，其病有三：一者疥，二者痈，三者目赤。李不能治，经三日，黑陷。复召钱氏，曰："幸不发寒，而病未困也。"遂用百祥圆治之，以牛李膏为助。若黑者归肾也。肾主胜脾、土不克水，故脾虚寒战则难治。所以用百祥圆者，以泻膀胱之腑，腑若不实，脏自不盛也。何以不泻肾？曰：肾主虚，不受泻。若二服不效，即加寒而死。

【笺正】

以误下而痘反稠密，当是中气骤虚，而热毒尽归于表。绎钱氏若非转下，则为逆病二句，可悟痘初出时，不当下而妄下者，自然必有此稠密之候，仍是热盛之实证，不能以下后而遂认为虚，故三日后之黑陷，钱仍以百祥圆、牛李膏为治。明是热盛之倒靥黑陷治法，其谓脾虚寒战难治者，则指脾肾虚寒之黑陷而言，根本已竭，复何可恃！钱谓肾旺胜脾，土不克水，殊属费解，断不可泥。前段论痘初出时，未有大实见症，必不可下，又谓出不快则发，出快者不发不下，皆是痘家至理名言，一语胜人千百。

第十一条　惊　搐

皇都徐氏子，三岁病潮热，每日西则发搐，身微热而目微斜，反露睛，四肢冷而喘，大便微黄。钱与李医同治。钱问李曰：病何搐也？李曰：有风。何身热微温？曰：四肢所作。何目斜露睛？曰：搐则目斜。何肢冷？曰：冷厥必内热。曰：何喘？曰：搐之甚也。曰：何以治之？曰：嚏惊圆鼻中灌之，必搐止。钱又问曰：既谓风病，温壮，搐引目斜露睛，内热肢冷，及搐甚而喘，并以何药治之？李曰：皆此药也。钱曰：不然。搐者肝实也，故令搐。日西身微热者，肺热用事。肺主身温。且热者，为肺虚。所以目微斜、露睛者，肝肺相胜也。肢冷者，脾虚也。肺若虚甚，用益黄散、阿胶散。得脾虚证退，以泻青圆、导赤散、凉惊圆治之。后九日平愈。

【笺正】

潮热发搐，实热为多。苟是急惊，必须清泄，以定肝阳，则脑神经不受震激，而抽搐斯定。乃此儿仅是微热，已非实证；睡中露睛，不足之态亦显；四肢又冷，皆与虚寒之慢脾风相近；则气喘亦非实热之壅塞，大便微黄，则必淡黄不结，可知脾肺两虚，肝风暗煽，虽非大虚大寒之慢脾风，而症非实火，却已彰明较著。李医所说，纯是浮辞，固不必说。然钱谓肝实，亦非大实大热可比。日西身热，谓当肺气用事之时。洵然，然仅止微热，则肺金不旺，又是显然。钱之所谓肺虚者以此，故不用泻白，而用益黄以助脾、阿胶以助肺，必须脾气来复，而后稍稍清凉，以通其热。用药大有斟酌，但阿胶散中有牛蒡、杏仁，对于此症不足之喘，尚未细腻熨帖，此现成圆散之未能尽美尽善处。然病情药理，固已铢两相称，实非心粗气浮者，所可几及。此惊搐症之介于虚实间者，可备学者量病用药之治。

第十二条　脾虚发热

朱监簿子五岁，夜发热，晓即如故。众医有作伤寒者，有作热治者，以凉药解之，不愈。其候多涎而喜睡。他医以铁粉圆下涎，其病益甚。至五日，大引饮。钱氏曰：不可下之，乃取白术散末，煎一两，汁三升，使任其意取足服。朱生曰：饮多不作泻否？钱曰：无生水不能作泻，纵泻不足怪也；但不可下耳。朱生曰：先治何病？钱曰：止渴、治痰、退热、清里，皆此药也。至晚服尽。钱看之曰：更可服三升。又煎白术散三升，服尽得稍愈。第三日又服白术散三升，其子不渴无涎。又投阿胶散，二服而愈。

【笺正】

夜热朝冷，已非实症，先投凉药，亦足损其真阳。喜睡多涎，脾气困矣。而复妄与镇坠，中气受戕，脾胃重蒙其害，大渴引饮，津液欲竭，七味白术，健脾升清，芳香醒胃，全从中土着手。所谓培中央以灌溉四旁者，最是幼科和平培补之妙药。而用于误药损伤脾阳之后，尤其巧合分寸。不用散而用汤饮，大剂以灌溉者，一者土气重伤，药末渣滓，多投之恐不易消化，少与之则病重药轻，不如浓汁频沃为佳；一则本在引饮之时，迎其机而导之，尤易投其所好。看似一个板方，轻微淡远，何能起病？实是苦心斟酌，惨淡经营，用法之灵，选方之当，推为圣手，吾无间然。

第十三条　发　热

　　朱监簿子三岁，忽发热。医曰：此心热。腮赤唇红，烦躁引饮，遂用牛黄圆三服，以一物泻心汤下之。来日不愈，反加无力不能食，又便利黄沫。钱曰：心经虚而有留热在内，必被凉药下之。致此虚劳之病也。钱先用白术散，生胃中津，后以生犀散治之。朱曰：大便黄沫如何？曰：胃气正，即泻自止，此虚热也。朱曰：医用泻心汤何如？钱曰：泻心汤者，黄连性寒，多服则利，能寒脾胃也。坐久众医至，曰实热。钱曰虚热。若实热，何以泻心汤下之不安，而又加面黄颊赤，五心烦躁，不食而引饮？医曰：既虚热，何大便黄沫？钱笑曰：便黄沫者，服泻心汤多故也。钱后与胡黄连圆治愈。

【笺正】

　　此证当初腮赤唇红，烦躁引饮，医谓心热，本非大虚证，特牛黄、黄连，寒泄太过，伤其脾阳，以致利下黄沫。此必淡黄之稀沫，即牵牛、竹黄等，清泄逾量之弊。钱投七味白术，运脾止利，进食生津。止以救药设，迨利止而仍以生犀散之清心凉血为治，其非真虚之候亦可知，然方有葛根，能升清气，不患其凉药伤中，选药极是精细，后以胡黄连圆继之，则钱之所谓虚热者，必非本然之大虚证，读者须于言外得之。

第十四条　自　汗

　　张氏三子病。岁大者汗遍身；次者上至项，下至胸；小者但额有汗。众医以麦煎散治之，不效。钱曰：大者与香瓜圆，次者与益黄散，小者与石膏汤，各五日而愈。

【笺正】

三子之汗同，而所以汗之状各不同，则自有虚实寒热之别，岂有一例同治之理。仲阳分证投药，则大者是实火，次者是中虚，症情当可恍然。石膏汤，本书无此方名，则一味之石膏，所以治阳明热之但头汗出者也。

第十五条　伏热吐泻

广亲宅四大王宫五太尉，病吐泻不止，水谷不化。众医用补药，言用姜汁调服之。六月中服温药一日，益加喘，吐不定。钱曰：当用凉药治之。所以然者，谓伤热在内也。用石膏汤三服，并服之。众医皆言：吐泻多而米谷不化，当补脾，何以用凉药？王信众医，又用丁香散三服。钱后至曰：不可服此，三日外必腹满身热，饮水吐逆。三日外一如所言。所以然者，谓六月热甚，伏入腹中而令引饮，热伤脾胃，即大吐泻。他医又行温药，即上焦亦热，故喘而引饮，三日当死。众医不能治，复召钱至宫中，见有热证，以白虎汤三服，更以白饼子下之。一日减药二分，二日三日，又与白虎汤各二服，四日用石膏汤一服。旋合麦门冬、黄芩、脑子、牛黄、天竹黄、茯苓，以朱砂为衣，与五圆，竹叶汤化下，热退而安。

【笺正】

胃热而吐泻完谷，古人本有邪热不杀谷之一说，然必有其他见证可据。固不得仅以六月炎天而谓必无寒症。仲阳此案，叙症太不明白，殊不可训。然用药如是而竟得效，则症情固可想而知。

第十六条　虚体吐泻壮热

冯承务子五岁，吐泻壮热，不思食。钱曰：目中黑睛少而白睛多，面色㿠白，神怯也。黑睛少，肾虚也，黑睛属水，本怯而虚，故多病也。纵长成，必肌肤不壮，不耐寒暑，易虚易实，脾胃亦怯，更不可纵酒欲。若不保养，不过壮平①。面上常无精神光泽者，如妇人之失血也。今吐利不食壮热者，伤食也。不可下，下之虚。入肺则嗽，入心则惊，入脾则泻，入肾则益虚。此但以消积圆磨之，为微有食也。如伤食甚则可下，不下则成癖也。实食在内，乃可下之。毕补脾必愈。随其虚实，无不效者。

【笺正】

此先天不足之体质，议论句句中肯，"毕补脾"三字不相贯，盖有脱误。

第十七条　吐　泻

广亲宫七太尉七岁，吐泻，是时七月，其证全不食而昏

---

① 平：周学海本作"年"。义胜。

睡，睡觉而闷乱，哕气，干哕，大便或有或无，不渴。众医作惊治之，疑睡故也。钱曰：先补脾，后退热。与使君子圆补脾；退热，石膏汤。次日又以水银、硫黄二物下之，生姜水调下一字。钱曰：凡吐泻，五月内，九分下而一分补；八月内，十分补而无一分下。此者是脾虚泻，医者妄治之，至于虚损，下之即死。当即补脾。若以使君子圆即缓。钱又留温胃益脾药止之。医者李生曰：何食而哕？钱曰：脾虚而不能食，津少即呃逆。曰：何泻青褐水？曰：肠胃至虚，冷极故也。钱治而愈。

【笺正】

此证先有吐泻，本是胃热实症。止以误服凉惊之剂，而脾气重困，胃液更伤，所以闷乱、哕气、呃逆，然胃热尚盛，且肠中尚有积滞未行。观仲阳三层用药，证情显然。但既是脾气不运，胃津不充，钱氏家法，当用七味白术散为佳。而此条乃选用使君子圆，不授七味者，以白术散中有葛根，升动胃气，宜于清气下陷之证，而胃家浊气上升者，即是禁剂。此儿本吐，又且呃逆，故不可投。仲阳选方，何等细密。惟论吐泻症之当补当下，以时令月节为准则，拘泥之说，必不可听。末后又用温胃益脾，似与前此之石膏汤不符。然前时胃家尚有蕴热，自应清胃。厥后硫汞下之，积滞已去，脾胃乃虚，则自宜温养。此始传末传，病情变化，随症择药，一定不易之理。而"温胃益脾"四字，用之于吐泻后呃逆之证，尤为切当之至。

第十八条　泻后脾肺虚

黄承务子二岁，病泻。众医止之，十余日，其证便青白，乳物不消，身凉，加哕气、昏睡。医谓病困笃。钱氏先以益脾散三服，补肺散三服。三日，身温而不哕气，后以白饼子微下之，与益脾散二服，利止。何以然？利本脾虚伤食，初不与大下，措置十日，上实下虚，脾气弱，引肺亦虚。补脾肺，病退即温，不哕气是也。有所伤食，仍下之也。何不先下后补？曰：便青为下脏冷，先下必大虚，先实脾肺，下之则不虚，而后更补之也。

【笺正】

此初①初起，本是伤乳不消，因而作泻，误投止涩，则消化之机更滞，遂以增病；且令脾伤及肺，子母俱困，几为慢脾重病。仲阳先补脾肺，以救目前之急。待脾阳既振，而更导其滞，又复补中以善其后，随机应变，相体裁衣，秩序井然，有条不紊。若非六辔在手，那得一尘不惊。

第十九条 疮 疹

睦亲宫中十大王，疮疹始终出，未有他证。不可下，但当用平和药，频与乳食，不受风冷可也。如疮疹三日不出，或出不快，即微发之。如疮发后不多出，即加药；加药不出，即大发之。如发后不出，及脉平无证，即疮本稀，不可更发也。有大热者，当利小便。小热者，当解毒。若不快，勿发勿下攻。止用抱龙圆治之。疮疹若起，能食者，大黄圆下一二行即止。有大热者，当利小便；有小热者，宜解毒。若黑紫干陷者，百

————————————

①初：据文义当作"证"。

祥圆下之；不黑者，甚勿下。身热烦躁，腹满而喘，大小便涩，面赤闷乱，大吐，此当利小便。不瘥者，宣风散下之也。若五七日痂不焦，是内发热气，蒸于皮中，故疮不得焦痂也。宜宣风散导之，用生犀角磨汁解之，使热不生，必着痂矣。

【笺正】

　　此论痘疮治法，和平中正，最是仲阳危微精一①之心传。脉平无证，言其脉平和，而无变证。

第二十条　虫　痛

　　辛氏女子五岁，病虫痛，诸医以巴豆、干漆、硇砂之属治之，不效。至五日外，多哭而俛仰，睡卧不安，自按心腹，时大叫。面无正色，或青或黄，或白或黑，目无光而慢，唇白吐沫。至六日，胸高而卧转不安。召钱至，钱详视之，用芜荑散三服，见目不除青色，大惊曰：此病大困，若更加泻，则为逆矣。至次日，辛见钱曰：夜来三更果泻。钱与泻盆中看，如药汁，以杖搅之，见有圆药。钱曰：此子肌厚当气实，今证反虚，不可治也。辛曰：何以然？钱曰：脾虚胃冷则虫痛，而今反目青，此肝乘脾，又加泻，知其气极虚也。而圆药随粪下，即脾胃已脱，兼形病不相应，故知死病。后五日昏笃，七日而死。

――――――――――

①危微精一：指道德修养的精粹纯一。语出《古文尚书·大禹谟》："人心惟危，道心惟微，惟精惟一，允执厥中。"孔传："危则难安，微则难明，故戒以精一，信执其中。"

【笺正】

此是猛药大攻之坏证，而仲阳不归咎于前医，忠厚待人，于此可见。

第二十一条　病嗽咯血

段齐郎子四岁，病嗽，身热，吐痰，数日而咯血。前医以桔梗汤及防己圆治之，不愈。涎上攻，吐、喘不止。请钱氏，下褊银圆一大服，复以补肺汤、补肺散治之。或问：段氏子咯血肺虚，何以下之？钱曰：肺虽咯血，有热故也。久则虚痿。今涎上潮而吐，当下其涎，若不吐涎，则不甚便。盖①涎能虚，又生惊也。痰实上攻，亦能发搐，故依法只宜先下痰而后补脾肺，必涎止而吐愈，为顺治也。若先补其肺，为逆耳！此所谓识病之轻重，先后为治也。

【笺正】

咯血未必皆是虚证，正以热痰上涌，降令不行，咳嗽频仍，震破络脉，那不血随痰咯？而或问止知为肺虚，可见以耳为目，亦是古今通病。仲阳所谓痰实上攻，亦能发搐，其症最多，即今之所谓急惊是也。仲阳识得"上攻"二字，可与今之西学家血冲脑经一层彼此参证矣。"则不甚便"一句费解，必有讹误。

———————

① 盖：此下周学海本有"吐"字。义胜。

第二十二条　误下太过

郑人齐郎中者，家好收药散施。其子忽脏热，齐自取青金膏，三服并一服饵之。服毕，至三更泻五行，其子因睡。齐言子睡多惊，又与青金膏一服，又泻三行，加口干身热。齐言尚有微热未尽，又与青金膏。其妻曰：用药十余行未安，莫生他病否？召钱氏至，曰：已成虚羸。先用前白术散，时时服之，后服香瓜圆十三日愈。

【笺正】

此儿脏热，本是实热，青金膏（下卷作青金丹）苦寒泄热，自是不谬。但下行太多，未免不当。仲阳投以白术散者，其旨在此。迨脾胃清阳气振，而仍用香瓜圆之苦寒泄热收效，则证情可知。

第二十三条　伤　食

曹宣德子三岁，面黄，时发寒热，不欲食而饮水及乳。众医以为潮热，用牛黄圆、麝香圆，不愈。及以止渴干葛散，服之反吐。钱曰：当下白饼子，后补脾。乃以消积圆磨之，此乃癖也。后果愈。何以故？不食但饮水者，食伏于内不能消，致令发寒。服止渴药吐者，以药冲故也，下之即愈。

【笺本①】

是食积，以脾胃无消化之力，而萎黄寒热，故退热之药不应。且一服干葛，胃气上升，激而为吐。病情药性，岂不桴鼓捷应？仲阳所谓药冲者，正以葛之升清，激动胃气，冲扰而作吐耳。

①本：据文义当作"正"。

第一方　大青膏

治小儿热盛生风，欲为惊搐，血气未实，不能胜邪，故发搐也。大小便依度，口中气热，当发之。

天麻（末）一钱　白附子（末，生）一钱五分　青黛（研）一钱　蝎尾（去毒，生末）、乌蛇梢肉（酒浸焙干，取末）各一钱　朱砂（研）　天竺黄（研）

上同再研细，生蜜和成膏，每服半皂子大，至一皂子大。月中儿粳米大，同牛黄膏温薄荷水化一处服之。五岁以上，同甘露散服之。

周学海曰：聚珍本蝎尾、蛇梢肉各五分，有麝香研，同朱砂、竺黄各一字匕。方末附录云：阎氏集《保生信效方》内小儿诸方，言皆得于汝人钱氏，其间大青膏无天麻，有大青生研一分，其余药味，分料和制，与此皆同。其方下证治云：治小儿伤风，其候伸欠顿闷，口中气热，恶风脉浮。比此为详。只用薄荷汤下。

【笺正】

方以天麻、青黛，平肝息风，朱砂、竺黄，镇坠痰热。方下所谓治热盛生风，欲为惊搐者，本以肝阳内热，化风上旋，生惊发搐而言，与《素问》"血菀于上，则为大厥"之旨吻合，亦即西学家之所谓血冲脑。此小儿之惊风一证，正与大人类中，同符合辙。本无外风，何所谓邪？是方中用白附子，欲以镇摄上壅之痰，亦非为外邪而设。而方下乃有"正不胜邪"一语，已觉言之不正；且方中并无发散风邪一味，而方下乃谓当发，更是名不副实。然第一卷中且每指大青膏为发散主药，岂非药性不符，恐仲阳不致若是之谬。盖书成于阎氏之手，几经传抄，已失庐山真面矣。

又按：方名大青，而方无是药，据聚珍本引阎氏所集之《保生信效方》，则是方有大青生研一分，始恍然于方名之有自。初不以方中之青黛得名，则所以清内热而非散外风，更觉显然可据。然彼之方下证治，亦称治小儿伤风，恶风，脉浮，又似发表之主剂，亦与此本"发"字同弊。此皆非制方者之本旨。盖古医书之为浅人妄改者最多，而世人且不知其误，此医书之所以最不易读欤！

又按：白附子虽可镇坠痰涎，然辛燥刚烈，可以治寒痰之上涌，而因热生风，发为惊搐，则是肝胆阳升太过，此物刚燥劫津，必不可用。天麻定风最佳，蝎尾达痰颇捷。乌蛇梢肉，据近世医书，似当作乌梢蛇肉，然《开宝本草》止称乌蛇。寇宗奭谓乌梢蛇尾细长，能穿小铜钱一百文者佳，似此物功用，以梢尾为上，故用梢肉。聚珍本亦作蛇梢肉，则非（山虁）误。即其他古书，亦皆作乌蛇。至李氏《纲目》，始有乌梢蛇之名，而后人因之，恐是濒湖之误。此蛇虽曰无毒，然蛇性善动，其能治风者，是指疠风麻风之湿热蕴毒在血分而言。蛇本湿热毒气之所钟，而节节灵通，故善入经络，借同气以驱除恶毒，非类中风惊风等之内热动风者可比。古人用此药于此病方中，得无误会。古用青黛，是蓝淀之精华，清解热毒，最是良品。今则纯为石灰渣滓，质极粗劣，燥而不清，必不可用。

第二方　凉惊圆①

治惊疳。

草龙胆、防风、青黛各三钱　钩藤二钱　黄连五钱　牛黄、麝香、龙脑各一字

面糊圆粟米大，每服三五圆，金银花汤下。

【笺正】

方名凉惊，药多平肝清热，正以病为内热生风，惟清降乃能使内风自息，则方中防风一味，必不可用。且此症是气火升腾，宜静而不宜动，脑、麝芳香太猛，最能耗散正气，亦不可使。此理古人未知，而在今时，则血冲脑经，病源亦既大白，凡属芳香升散，必须一例避之。

古方中每有一字三字之名，未见有人为之说明者。颐谓古人抄药，恒用铜钱以代药匕，有所谓一钱半钱匕者，即以铜钱抄药，满之为一钱，则半之为半钱。非近时十分为一钱，五分为半钱之权衡也。盖唐以后，一文大钱，必有四字，其所谓一字三字者，则即以一钱抄药，用其四分之一，即为一字；用其四分之三，即为三字。凡医书中，亦有所即谓一字匕者，其义可知。下一方粉红圆，龙脑用半字，又即一钱匕中八分之一矣。

第三方　粉红圆 (又名温惊圆)

天南星 (腊月酿牛胆百日，阴干，取末四两，别研；无

---

①圆：通"丸"。下同。

酿者，只锉炒熟用）　　朱砂一钱五分（研）　　天竺黄一两
（研）　　龙脑半字（别研）　　坯子胭脂一钱（染研乃①胭脂）

上用牛胆汁和圆，鸡头大，每服一圆，小者半圆，炒糖温
水化下。

【笺正】

此亦治热痰上涌，生风生惊之方。既用胆星为君，复以牛
胆汁和圆，制方之意，昭然大白。乃方下则曰一名温惊圆，一
似与前方之凉惊圆，相为对待者，殊不可解。须知此方清热力
量，不在前方之不②；而龙脑减半，又无麝香，则视前方较为
平和，而无流弊，通治热痰，效力必在前方之上。

方后所谓鸡头大，即如芡实之大也，《本草经》上品鸡头
实即此，《说文》亦曰：芡，鸡头也。郑注《周礼·笾人》，
及《方言》《广雅》《淮南子·说山训》，皆有鸡头之文，知
芡名鸡头，用来最古。今吾乡俗语，妇人孺子，皆知有鸡头，
几不知有芡实。芡实之大，约如大豆之三四倍，不可误作翰音
之头也。

第四方　泻膏圆

治肝热搐搦，脉洪实。

当归（去芦头，切，焙秤）　　龙脑　　（焙秤）　　川芎
山栀子仁　　川大黄（湿纸裹煨）　　羌活　　防风③

---

①染研乃：周学海本作"研，乃染"。
②不：据文义当作"下"。
③防风：此下周学海本有"去芦头，切，焙秤"六字。

上件等分为末，炼蜜和圆，鸡头大，每服半圆至一圆，煎竹叶汤同沙糖温水化下。周学海曰：聚珍本方后附录云：王海藏①疹改误云：东垣先生治斑后风热毒翳膜气晕遮睛，以此剂泻之大效，初觉易治。

【考异】

此方本是仲阳自制，而诸书引用极多。龙脑皆作龙胆草，唯周刻此本独作龙脑。按龙脑大寒，唯《唐本草》虽曰微寒，洁古且以其辛香而谓为性热。然史称文信国为元兵所执，吞脑子不死。说者谓脑子药名，其性大寒，多食杀人，即是此物。可知古人皆知龙脑是大寒之药，清肝之力，胜于龙胆，药虽异而理可通。但此是树脂熬炼而成，已是精华，气味皆厚，与其他草木之质不同，故入药，分两无不轻用。即仲阳此书诸方，凡用龙脑，比较他药，不过十分之一。独此方与诸药等分，似非量药正轨。但此是圆子，每服仅仅芡实大之半圆至一圆，药共七物，则龙脑虽与诸药同一分量，似所服尚不为太多。若本是龙胆草，则七味俱是草木，且服小小之一圆半圆，似觉病重药轻，恐不中病。则周澄之此本独作龙脑，似非误字，特此物不当焙耳。今未见四库馆编辑之聚珍本，不知何作。然据周刻是书体例，凡宋本与聚珍本有异者，皆于方后注明，则此方无注，似聚珍本亦是龙脑。坊间别有薛立斋医案，其中亦载此书，则已为薛氏重编，未可为据。又他书引是方，多有作弹子大，每服一圆者，虽同是一圆，而圆之大小，何止倍蓰。则各本固皆用龙胆草者，疑其所服太少，而改用大圆，以求与病情相合，盖亦非仲阳意矣。

---

①王海藏：此下周学海本有"斑"字。

【笺正】

此方专为肝胆实火而设。方名泻青，自当以泄热降火为主。龙脑、栀子、大黄，当为君药，而芎、防、羌活，温升太过，宁非煽其焰而助其威，盖古人误认内动之肝风，作为外来邪风，皆有非散不可之意，终是汉唐相承之大误，此必不可随波逐流，沿讹袭谬者。而汪讱庵①之《医方集散》，且谓羌活气雄，防风善散，川芎上行头目，能搜肝风而散肝火。所以从其性而升之于上，直是教猱升木②，火上添油手段，藉寇兵而赍盗粮③，讱庵何不仁至此！

第五方　地黄圆

治肾怯失音，囟开不合，神不足，目中白睛多，面色㿠白等方。

熟地黄八钱　山萸肉、干山药各四钱　泽泻、牡丹皮、白茯苓各三钱

上为末炼蜜圆，如梧子大，空心，温水化下三圆。

【笺正】

此今之所谓六味圆也，方从仲景八味肾气来。仲阳意中谓

---

①汪讱庵：即汪昂，字讱庵。清代著名医学家。著《素问灵枢类纂约注》《医方集解》《本草备要》《汤头歌诀》等。
②教猱（náo 挠）升木：教猴子爬树。比喻教唆坏人做坏事。《诗·小雅·角弓》："毋教猱升木，如涂涂附。"猱，猴子种类之一。
③藉寇兵而赍（jī 机）盗粮：把武器借给了贼兵，把粮食送给了盗匪。比喻帮助自己的敌人增强力量。出《荀子·大略》："非其人而教之，赍盗粮，借贼兵也。"兵，兵器，武器；赍，以物送人。

小儿阳气甚盛，因去桂附而创设此圆，以为幼科补肾专药。自薛立斋滥用成方，而景岳、养葵之流，推波助澜，遂令俗子竟以此为滋阴补肾必需之品。抑知仲师八味，全为肾气不充，不能鼓舞真阳，而小水不利者设法，故以桂附温煦肾阳，地黄滋养阴液，萸肉收摄耗散，而即以丹皮泄导湿热，茯苓、泽泻渗利膀胱。其用山药者，实脾以堤水也。立方大旨，无一味不从利水着想。方名肾气，所重者在一"气"字，故桂、附极轻，不过借其和煦，吹嘘肾中真阳，使溺道得以畅遂。今西医学说，谓两肾各有输尿之管，直通膀胱。其说虽为古时医界所未言，而用药之理，利水必先治肾，实与彼中解剖所见，两两合符。此中古医学真传，非魏晋以下所可及者。读八味圆主治各条，皆为小便不利而设。可见古人立方，何尝有填补肾阴肾阳作用。仲阳减去桂、附，而欲以治肾虚，则丹、泽、茯苓，渗泄伤津，已大失肾气圆之本旨。而方下所谓失音囟开神不足，面㿠白云云，又皆阴阳两惫之大症。温补滋填，犹虞不济，岂丹泽茯苓，所可有效，是仲阳立法之初，已不无误会，宜乎立斋、养葵之徒，依样葫芦，尤其药不中病。而今之俗医，犹有认为滋填补益之良方者，虽皆中薛、赵辈之毒，盖亦未始非仲阳有以误之。此后人制方，实有不能步武古人之明证，岂每况愈下，果运会迁流为之耶？仲阳贤者，尚有此误，又何论其自郐以下[1]者哉！

---

[1]自郐以下：自此以下的不值得评论。出《左传·襄公二十九年》："（吴公子札）请观于周乐，使工为之歌《周南》《召南》，曰：'美哉！始基之矣，犹未也，然勤而不怨矣。'……自《郐》以下无讥焉。"

第六方　泻白散（又名泻肺散）

治小儿肺盛气急喘嗽。

地骨皮　桑白皮（炒）一钱①　甘草（炙）一钱

上为散，入粳米一撮，水二小盏，煎七分，食前服。

周学海曰：聚珍本甘草作半两。

【笺正】

此为肺火郁结，窒塞不降，上气喘急者之良方。桑白、地骨，清泄郁热，润肺之燥，以复其顺降之常，唯内热上扰，燥渴舌绛者为宜。若外感寒邪，抑遏肺气，鼻塞流涕，咳嗽不爽，法宜疏泄外风，开展肺闭者，误用是方，清凉抑降，则其壅更增，即为鸩毒。

第七方　阿胶散（又名补肺散）

治小儿肺虚气粗喘促。

阿胶（一两五钱，麸炒）　黍粘子（炒香）、甘草（炙）各二钱五分　马兜铃五钱（焙）　杏仁七个（去皮尖炒）糯米一两（炒）

上为末，每服一二钱，水一盏，煎至六分，食后温服。

【笺正】

方以补肺为主。所谓气粗喘促者，是燥热窒塞，肃降不

---

① 一钱：周学海本作"各一两"。

行，故以甘、米、阿胶，滋润清燥为君；而稍用杏仁、兜铃，泄壅降气。黍粘子即大力子，泄风开肺，而沉重下降，又导热下行，皆为痰热壅遏，气不下降而设。虽曰肺虚，而气粗喘促，虚中有实，故用药如此。且分量自有斟酌，乃浅者不察，或曰既欲其补，则杏仁非宜，或则比知方名之补而随手写来。牛蒡、杏、铃，漫无法度，皆仲阳之罪人矣！

诸书引用是方，各药轻重，多无轨范，甚至改作汤饮，而阿胶只用数分，杏仁仍是七粒。更有加入黄芪者，补气升举，正与立方之意相反。

第八方　导赤散

治小儿心热，视其睡，口中气温，或合面睡，及上窜咬牙，皆心热也。心气热，则心胸亦热，欲言不能，而有就冷之意，故合面睡。

生地黄、甘草（生）、木通各等分

上同为末，每服三钱，水一盏，入竹叶同煎至五分，食后温服。一本不用甘草，用黄芩。

【笺正】

方以泄导小水为主。虽曰清心，必小溲黄赤者、短涩者可用。一本有黄芩，则清肺热所以宣通水道之上源也。

第九方　益黄散（又名补脾散）

治脾胃虚弱及治脾疳，腹大，身瘦。

陈皮（去白）一两　丁香二钱（一方用木香）　诃子（炮，去核）、青皮（去白）、甘草（炙）各五钱

上为末，三岁儿一钱半，水半盏，煎三分，食前服。

【笺正】

方是温中行气，脾土虚寒，大便滑泄者宜之。虽名益黄，实非补益脾胃之专药。

第十方　泻黄散 (又名泻脾散)

治脾热弄舌。

藿香叶七钱　山栀子仁一钱　石膏五钱　甘草三两　防风四两 (去芦，切焙)

上锉，同蜜酒微炒香为末，每服一钱至二钱，水一盏，煎至五分，服[①]。清汁，无时。

周学海曰：聚珍本山栀仁一两，甘草三两 (一云作三分)。方后有附论石膏文云：南方以寒水石为石膏，以石膏为寒水石，正与京师相反，乃大误也。盖石膏洁白坚硬，有墙壁，而寒水石则软烂，以手可碎，外虽青黑，中有细文，方书中寒水石则火煅用之，石膏则坚硬不可入火，如白虎汤用石膏，则能解肌破痰，治头痛，若用寒水石则误矣。又有一等，坚白全类石膏而方，敲之亦皆成方者，方解石也。可代石膏用之。南人有不信此说者，季忠尝相与同就京师大药肆中，买石膏、寒水石、方解石三种，又同诣惠民和剂局，及访诸国医，询之皆合此说乃信，季忠顷编《保生信效方》，已为辩论，恐小儿尤不可误，故复见于此。

---

①服：周学海本作"温服"。

【笺正】

方为脾胃蕴热而设，山栀、石膏，是其主宰；佐以藿香，芳香快脾，所以振动其生机。甘草大甘，已非实热者必用之药，而防风实不可解，又且独重，其义云何，是恐有误。乃望文生义者，且曰取其升阳，又曰以散伏火。须知病是火热，安有升散以煽其焰之理，汪切庵书，最是误人。且诸药分量，各本皆异，轻重太不相称，盖沿误久矣！

聚珍本附论石膏与寒水石之辨，两两相误。李氏《本草纲目》石膏条下之说详矣。后第三十八方玉露散下亦误。

后人更有所谓泻黄饮者，云治风热在于脾经，口唇热裂。药则防风之外，更有白芷、升麻，燥烈温升，大可骇诧。则即因钱氏是方有防风而更进一层。东坡所谓李斯师荀卿而尤甚者也。阎氏谓石膏不可入火，则今之俗医，常用煅石膏者，其谬何如？近贤惟陆九芝、王孟英知之。学者亟宜猛省，弗为俗子所误。

第十一方　白术散

治脾胃久虚，呕吐泄泻，频作不止，精液枯竭，烦渴燥，但欲饮水，乳食不进，羸瘦困劣，因而失治，变成惊痫，不论阴阳虚实，并宜服。

人参二钱五分　白茯苓五钱　白术五钱（炒）　藿香叶五钱　木香五钱　甘草一钱　葛根五钱（渴者加至一两）

上吹咀，每服三钱，水煎，热甚发渴，去木香。

周学海曰：聚珍本葛根二两，余并一两。

【笺正】

此方为健脾养胃主药，运化既失其司，而复津液耗竭，虚热内炽，引水自救。虽是上吐下泻，而不能用理中及益黄散者，爰立是方，以与虚寒泻利，对面分峙。四君补上，即借茯苓以分清小水，而气化不行，不能不用气药。然香燥太甚者，又非所宜，则以木、藿二香芬芳振动之，而不失于燥烈。葛根升清止泻，又能解渴，一举两得，但呕多者终宜避之。此在临症时，自应随宜斟酌，古人非不准吾曹活变也。其配合分量，又皆极有分寸。但方下"不论阴阳虚实"一句，终是不妥。此方止为阴液虚者立法，果是阴寒而虚，即为理中汤方确证。若曰实病，则参、术又非所宜矣。

第十二方 涂囟法

麝香一字 薄荷叶半字 蝎尾（去毒，为末）半钱（一作半字） 蜈蚣末、牛黄末、青黛末各一字

上同研，用熟枣肉剂为膏，新绵上涂匀，贴囟上，四方可出一指许，火上炙手频熨，百日内外小儿，可用此。

第十三方 浴体法

治胎肥、胎热、胎怯。

天麻末二钱 全蝎（去毒）为末 朱砂各五钱 乌蛇肉（酒浸，焙干）、白矾各二钱 麝香一钱 青黛三钱

上同研匀，每用三钱，水三碗，桃枝一握、叶五七枚，同煎至十沸，温热浴之，勿浴背。

第十四方　甘桔汤

治小儿肺热，手揩眉目鼻面。

桔梗二两　甘草一两

上为粗末，每服二钱，水一盏，煎至七分去滓，食后温服。加荆芥、防风，名如圣汤。热甚加羌活、黄芩、升麻。

【笺正】

方为肺热而设，然桔梗止能开泄通气，不能清热。盖肺受外感，气窒不宣，最多变症。桔梗善于疏通，理气开结，用为先导，则肺不闭而热可解。方下所谓手揩眉目鼻面，是气闭于上，络脉壅滞，无可奈何之状，历历如绘，则桔梗开泄，海藏所谓味厚气轻者，其用如是，非即以甘桔之微温者清肺热也。洁古老人尝谓桔梗上行，可为诸药之舟楫，盖即以开肺一层着想，遂有此偏见之语。要之此物疏通，不仅上行，亦能下达，《本草经》称其治胸胁痛，及腹满肠鸣，明是彻上彻下，岂其专治上焦之药，而洁古且有舟楫之譬，甚谓其载药上浮，药中有此一味，专走上焦，不能下行，大非《本经》真旨。展转传讹，失之远矣。方后加荆芥、防风，则惟风寒袭肺，闭塞已甚者，可以暂投，已非方下肺热之治法。又谓热甚者加羌活、黄芩、升麻，则黄芩固能清肺，而羌活、升麻，温升已甚，殊非热甚所宜。

第十五方　安神圆

治面黄颊赤，身壮热，补心。一治心虚肝热，神思恍惚。

马牙硝、白茯苓、麦门冬、干山药、甘草、寒水石（研）各五钱　龙脑一字（研）　朱砂一两（研）

上末之，炼蜜为圆，鸡头大，每服半圆，砂糖水化下，无时。

【笺正】

热甚则气火升浮，神魂不守，方以清热泄火，重坠镇怯，故名安神。然牙硝、龙脑，寒凉已甚，可治实火，不能疗虚。方下所谓治壮热肝热是也。又曰治心虚补心，未免言之太过。又"面黄"二字，亦是可疑。

第十六方　当归汤

治小儿夜啼者，脏寒而腹痛也。面青手冷，不吮乳者是也。

当归、白芍药、人参各一分　桔梗、陈皮各一分　甘草（炙）半分

上为细末，水煎半钱，时时少与服。又有热痛，亦啼叫不止，夜发，面赤唇热①，小便黄赤，与三黄圆，人参汤下。

【笺正】

夜啼有实热，亦有正气虚馁，而睡眠不安者。是方盖为正虚而设，养阴和血，而以芍药收摄耗散之气，选药之旨可见。然与方下脏寒腹痛，面青手冷诸证，无一针对者，盖以大非制方之真矣。若是实火不得眠，则方后三黄一法，尚是对症。

---

①热：周学海本作"焦"。

第十七方　泻心汤

治小儿心气实，则气上下行涩，合卧则气不得通，故喜仰卧，则气上下通。

黄连一两（去须）

上为末，每服五分，临卧取温水化下。

【笺正】

黄连泻心，必有实热见症而后合符。方下但以仰卧为据，殊不尽然。

第十八方　生犀散

治目淡红，心虚热。

生犀二钱（锉末）　地骨皮（自采佳）、赤芍药、干葛、柴胡根（锉）各一两　甘草（炙）五钱

上为粗末，每服一二钱，水一盏，煎至七分，温服，食后。

【笺正】

方以生犀角为名，且有地骨，清心退热，其力最专，方下乃谓治虚热，未妥。

第十九方　白饼子（又名玉饼子）

治壮热。

滑石末一钱　轻粉五钱　半夏末一钱　南星末一钱　巴豆

二十四个（去皮膜，用水一升，煮干研细）

　　上三味，捣罗为末，入巴豆粉，次入轻粉，又研匀，却入余者药末，如法令匀，糯米粉圆，如绿豆大，量小儿虚实用药。三岁以下，每服三圆至五圆，空心，紫苏汤下。忌热物，若三五岁儿壮实者，加至二十圆，以利为度。

　　周澄之曰：聚珍本巴豆廿四粒，余并二钱。

【笺正】

　　此治实热痰积，药极猛烈，盖以小儿服药，必不能多；而病是大实，非攻坚猛将，无以收捣穴犁庭①之绩，不得不偏师陷阵，直捣中坚，庶几一鼓荡平，不留余孽。则所服无几，事半功倍。此是制药之妙用，非妄学张子和者所可同日而语。

第二十方　利惊圆

　　治小儿急惊风。

　　青黛、轻粉各一钱　牵牛末五钱　天竺黄二钱

　　上为末，白面糊圆，如小豆大二十圆，薄荷汤下。一法炼蜜为圆，如芡实大一粒，化下。

【笺正】

　　此亦劫痰清热之利器，虽较上方稍为和平，亦必实热实痰，始为对症。

————————

①捣穴犁庭：犁平庭院，扫荡巢穴。比喻彻底摧毁敌人。

第二十一方　栝楼汤

治慢惊。

周澄之曰：《本草纲目》引此云，治慢惊带有阳证者。白甘遂即蚤休也。

栝楼根二钱　白甘遂一钱

上用慢火炒焦黄色，研匀，每服一字，煎麝香薄荷汤调下，无时。凡药性虽冷，炒焦用之，乃温也。

【笺正】

慢惊是虚寒重症，法当温补，理中、保元，是其专药。而此方二味，皆凉润清热之品，已是可疑；且末子煎汤，又止用一字。再以麝香之气烈开泄者作引，实是药不对病。方后又谓炒焦用之，冷药亦为温剂云云，则殊不然。须知草木之质，炒为焦枯，气味俱失，已是无用之物，而可谓其化冷作温，愚者亦知其不确，何以仲阳乃作此呆汉之想。种种可疑，恐非制方本意。濒湖引此，谓治慢惊发搐，带有阳证，盖明知此病此药，必无幸中之理，乃加以"阳症"二字，为仲阳解嘲，未免骑墙两可，反以误人，不可不辨。上卷"慢惊"条中，颐已言之，善读古书者，胡可执一不化。

第二十二方　五色圆

治五痫。

朱砂五钱（研）　水银、雄黄各一两　铅三两（同水银熬）　珍珠一两（研）

上炼蜜圆，如麻子大，每服三四圆，金银、薄荷汤下。

周澄之曰：聚珍本金银下有"花"字。金银能镇心肝、安魂魄，正治惊痫。今人多以金银器煎汤下药，斯乃古义。"花"字衍，前凉惊圆方下亦有"花"字，并衍。

【笺正】

痫证是痰升气升，冲激脑神经而失知觉运动之病，所以时发时止，即《素问》所谓气血交并于上，则为大厥，厥则暴死之一端，西学家"血冲脑经"四字，寿颐谓不仅专为类中风一证而言。是方重镇，兼以清火涤痰，制方精义，最合《素问》真旨。周谓聚珍本金银衍"花"字，甚是也。寿颐考许叔微本事方，亦有金银薄荷汤下药一条，一本则无"荷"字，乃知金银薄者，即今之金箔银箔也。古止作薄，"荷"字亦是衍文，此必浅人不识古字古义而妄增者，澄之尚未之悟耳。

第二十三方　调中圆

人参（去芦）、白术、干姜（炮）各三两　甘草（炙）减半

上为细末，圆如绿豆大，每服半圆至二三十圆，食前温水送下。

【笺正】

此即理中。方中无主治者，盖以熟在人口。所治何证，尽人能知，无须更说耳。

第二十四方　塌气圆

治虚胀如腹大者，加萝卜子名褟圆子。

胡椒一两　蝎尾五钱

上为细末，面圆粟米大，每服五七圆至一二十圆，陈米饮下，无时。一方有木香一钱。

【笺正】

此为脾肾阳虚而设，然既胀满，则行气之药，必不可无。方后木香，乃必需之品。

第二十五方　木香圆

治小儿疳瘦腹大。

木香、青黛（另研）、槟榔、豆蔻（去皮）各一分　麝香（另研）一钱五分　续随之（去皮）一两　虾蟆三个（烧存性）

上为细末，蜜圆绿豆大，每服三五圆至一二十圆，薄荷汤下，食前。

【笺正】

疳瘦腹大，必有积滞，积不去则胀不已，故以千金子为君，而以木香、蔻仁之健运者辅之。虾蟆善能鼓气，故消腹满。但麝香芳烈，多用反以伤气。全方分量，不过二两余，宜减麝五分之四，唐以前权衡，不以钱计，二十四铢为两，六铢为一分，四分即一两，二分即半两。此方前四味各一分，即各六铢，非今人十分为一钱之分。否则前四味太少，而麝反十五倍之，必非制方之旨。

第二十六方　胡黄连圆

治肥热疳。

川黄连、胡黄连各五钱　朱砂一钱（另研）

以上二物为细末，入朱砂末，都填入猪胆内，用淡浆水煮，以杖于铫子上，用线钓之，勿著底，候一炊久取出，研入芦荟、麝香各一分，饭和圆如麻子大，每服五七圆至二三十圆，米饮下，食后。

一方用虾蟆半两不烧。

【笺正】

疳积多由郁热，是方大苦大寒，非实热者不可概投；且疳症未有腹不坚大者，虾蟆乃是要药，但干者分量甚轻，方后半两太多，当减之。以入圆散，若不炙松，不能研细，但不可太焦耳。

第二十七方　兰香散

治疳气，鼻下赤烂。

兰香叶（菜名，烧灰）二钱　铜青五分　轻粉二字

上为细末，令匀，看疮大小干贴之。

【笺正】

此肺胃蕴热，鼻孔蚀疮之外治药。兰香今不知何物，然疡科中清热止痒之末子药，均可通用，不必拘守此一方也。

第二十八方　白粉散

治诸疳疮。

海螵蛸三分　白芨三分　轻粉一分

上为末，先用浆水洗，拭干贴。

【笺正】

此亦外治药末，轻粉拔毒，鰂骨①、白芨，黏腻长肌，方简而切，颇可法也。

第二十九方　消积圆

治大便酸臭。

丁香九个　缩砂仁二十个　乌梅肉三个　巴豆二个（去皮油心膜）

上为细末，面糊圆黍米大，三岁以上三五圆；以下三二圆。温水下，无时。

【笺正】

大便酸臭，积滞已甚，非攻坚荡积，无以推陈致新。此为大便色白，阳虚不能消化者立法，故宜温下；又恐巴霜太猛，乃以乌梅为之调剂，缩砂仁以助气机之运行。药味不多，而虑周藻密，确是佳方。

---

①鰂骨：海螵蛸的异名。

第三十方　安虫散

治小儿虫痛。

胡粉（炒黄）、槟榔、川楝子（去皮核）、鹤虱（炒）各二两　白矾（熬）、雄黄、巴豆霜各一分　干漆（炒烟尽）二分

上为细末，每服一字，大者半钱。温水饮调下，痛时服。

周澄之曰：聚珍本无干漆、雄黄、巴豆霜。

【笺正】

汇集杀虫攻积之药，其力甚峻；但胡粉、干漆太不驯良，宜去。

古人治蛔曰安，而不敢说一杀字，盖误认无病之人，亦当有蛔，但驯伏而不扰动耳。然是古人之愚，肠胃和调，虫于何有？苟非秽浊滞积，奚至生虫！非其族类，杀之唯恐不速，安之何居？

第三十一方　紫霜圆

治消积聚。

代赭石（煅醋淬七次）、赤石脂各一钱　杏仁五十粒（去皮尖）　巴豆三十粒（去皮膜心出油）

上先将洗杏仁、巴霜入乳钵内，研细如膏，却入代赭、石脂末，研匀，以汤浸蒸饼为圆，如粟米大，一岁服五圆，米汤饮下；一二百日儿三圆，乳汁下。更宜量其虚实加减，微利为度。此药兼治惊痰诸证，虽下不致虚人。

周澄之曰：聚珍本无赤石脂。

【笺正】

此方巴霜较多，攻泄有余，而无气分斡旋之药，以导其先路，突将无前，太嫌直骤，以消积滞。赤石脂虽重坠而质黏，盖欲以缓巴霜之峻。聚珍本据《永乐大典》反少此一物，尤其滑泄猛烈，唯所服无多，果是食积，亦急则治标之一法。方后谓兼治惊痰，则实热生痰，气火上壅，冲激脑经，惊搐瘛疭之证，以此涤痰镇坠，尤其相宜。

第三十二方　止汗散

治六阳虚汗，上至顶，不过胸也，不须治之。喜汗，厚衣卧而额汗出也，止汗散止之。

上用故蒲扇灰，如无扇，只将故蒲烧灰研细。每服一二钱，温酒调下，无时。

【笺正】

汗多总是火盛，疏泄无度，蒲生水中，性本清芬，能制炎热。败扇经摇动之余，取其得空气较多，能生凉风以除火气耳。此虽理想，自有性灵作用，故能有效。唯用酒送，则反以助其振动，殊非止汗之旨。方下文义，不甚明了，疑有伪误。

第三十三方　香瓜圆

治遍身汗出。

大黄瓜（黄色者一个，去穰）　川大黄（湿纸裹，煨至纸焦）　胡黄连　柴胡（去芦）　鳖甲（醋炙黄）　芦荟

青皮　黄柏

　　上除黄瓜外，同为细末。将黄瓜割去头，填入诸药置满，却盖口，用杖子插定，漫火内煨熟，面糊圆，如绿豆大。每服三二圆，食后，冷浆水或新水下；大者五七圆至十圆。

　　周澄之曰：聚珍本更有黄连，又云各等分。

【笺正】

　　方以三黄而合芦荟，苦寒至矣！制法颇奇，似亦无谓。所服仅绿豆之三二圆，五七圆，至十圆而止，则阴寒偏盛，不可过也。方中无分量，盖有脱落，当以聚珍本补之。

第三十四方　花火膏

治夜啼。

灯花一颗

　　上涂乳上，令儿吮之。

【笺正】

　　阴分火炽，则卧不安，而夜多啼。灯花是烟煤所结，清心火而泄阴分之热，颇能有效。但须以香油点灯结花乃佳。半岁以内，尤有捷验。

第三十五方　白玉散

治热毒气客于腠理，搏于血气，发于外皮，上赤如丹，是方用之。

白土二钱五分（又云滑石）　寒水石五钱

　　上为末，用米醋或新水调涂。

【笺正】

方解已详上卷丹瘤条下。

第三十六方　牛黄膏

治惊热。

雄黄（小枣大，用独茎萝卜根水并醋，共大盏煮尽）、甘草（末）、甜硝各三钱　朱砂半钱匕　龙脑一钱匕　寒水石（研细）五钱匕

上同研匀，蜜和为剂，食后，薄荷汤温化下半皂子大。

周澄之曰：聚珍本无朱砂，有郁金末、绿豆粉。分量亦别：雄黄、甘草、甜硝各一分，寒水石一两，郁金、脑子各一钱，绿豆粉半两。

【笺正】

寒凉镇重，以治气火俱盛，血冲脑经之热痰风惊，恰如其分。龙脑芳香，虽能耗气，然清凉则能下降，此与麝香之走散，性情微有区别。单用龙脑，尚不为害，但分量宜轻，可减三之二。聚珍本有郁金，亦开结抑降，其用相近。绿豆粉清热上品，自可为使。甜硝之名，殊不经见。考玄明粉制法，以甘草同煮，说者谓以甘解其寒凝太甚，则所谓甜硝，殆即此物。否则诸硝皆无所谓甜者矣。

第三十七方　牛黄圆

治小儿疳积。

雄黄（研，水飞）、天竺黄各二钱　牵牛（末）一钱

上同再研，面糊为圆，粟米大，每服三圆至五圆，食后，薄荷汤下。兼治疳消积，常服尤佳，大者加圆数。

【笺正】

此亦涤饮攻痰之法。竺黄清热，故曰治疳。牵牛荡涤，故曰消积。所服无多，尚不为峻，但必非常服之品，方后"常服尤佳"一句，胡可为训？

第三十八方　玉露散（又名甘露散）

治伤热吐泻黄瘦。

寒水石（软而微青黑，中有细纹者是）、石膏（坚白而墙壁，手不可折者是好）各半两　甘草（生）一钱

上同为细末，每服一字或半钱、一钱，食后，温汤调下。

【笺正】

方为内热而设，实即白虎汤之意。但二石下所称形质，适是两误。李濒湖谓阎季忠以寒水石为石膏，以石膏为寒水石。今之石膏，虽坚硬，而小块可以手折，非其他石药之大坚者可比。盖此物本不甚坚，而能粘手，故有膏名。古有所谓软石膏者即此；又别有硬石膏，则即今之寒水石也。

前泻黄散后，聚珍本附有阎氏石膏说，亦是误认。详《本草纲目》石膏条下。

第三十九方　百祥圆（一名南阳圆）

治疮疹倒靥黑陷。

用红芽大戟，不以多少，阴干，浆水软去骨，日中曝下，

复内汁中煮汁尽，焙干为末，水圆如粟米大，每服一二十圆，研赤脂麻汤下，吐利止，无时。

【笺正】

此为热甚液干而设，非可治血虚不足之倒靥。曰治黑陷，指焦枯者而言也。

第四十方　牛李膏（一名必胜膏）

治同前方。

牛李子

上杵汁，石器内密封，每服皂子大，煎杏胶汤化下。

【笺正】

牛李即李子的一种。考李子，气味虽曰微温，然《名医别录》明言其去痼热，则大寒可知。钱氏以治痘之黑陷，且名以必胜，断推清血解毒之功。若非大热，何可轻投？

第四十一方　宣风散

治小儿慢惊。

槟榔二个　陈皮、甘草各半两　牵牛（四两）半生半熟

上为细末，三二岁儿，蜜汤调下五分，已上一钱，食前服。

【笺正】

慢惊总是脾肾两虚，纵有寒痰壅滞，皆宜温不宜清，可补不可下。是方槟榔、牵牛，皆是峻药，岂可误治虚症！上卷慢

惊条中，所谓风在脾胃，故大便不聚而为泻，当去脾间风，风退则利止，故主以此方。窃谓脾虚生风，岂是外风深入？寿颐于拙著《中风斠诠》曾有阴寒之气上冲，亦能激乱脑经，而为瘛疭痉直，抽制搐搦等症一条，即为小儿慢惊，及大人之并无肝火，而猝然昏厥者言之，亦即西医之所谓脑贫血一症，似尚能窥破此中真相，则古人竟认作外风入脾，竟欲攻荡以宣此风，岂不犯虚虚之戒？仲阳于此，得无大误。

第四十二方　麝香圆

治小儿（慢）惊、疳等病。

草龙胆、胡黄连各半两　木香、蝉壳（去剑，为末，干秤）、芦荟（去砂，秤）、熊胆、青黛各一钱　轻粉、脑麝、牛黄各一钱（并别研）　瓜蒂二十一个（为末）

上猪胆圆如桐子及绿豆大。惊疳脏腑或秘或泻，清米饮或温水下，小圆五七粒至一二十粒。疳眼，猪肝汤下；疳渴，猪汤下亦得。惊风发搐眼上，薄荷汤化下一圆，更水研一圆滴鼻中。牙疳疮、口疮，研贴。虫痛，苦楝子或白芜荑汤送下。百日内小儿，大小便不通，水研封脐中。虫候，加干漆、好麝香各少许，并入生油一两点，温水化下。大凡病急则研碎缓则浸化。小儿虚极慢惊者勿服。尤治急惊痰热。

周澄之曰：聚珍本分脑麝为龙脑、麝香二味，无青黛、轻粉、芦荟、熊胆四味。

【笺正】

方中一派大苦大寒，止可以治肝胆实火，而方下乃曰治小儿慢惊，乍见之大是可骇。迨细绎方后分证加引，则皆是热症，本无一条虚寒杂厕其间。方末且申明之曰：小儿虚极慢惊者弗服，尤治急惊痰热。则制方之旨，岂不明白了解，乃知方下"慢"字必是传写之误；且"惊、疳等病"四字为句，多一"慢"字，即不成句。此必出于浅人妄加，以上方治慢惊而误衍之，不可不正。

干漆大毒，观于人之生漆疮者，偶闻其气，即已周身起瘰发肿，甚至头大如斗，其厉何如？岂幼孩柔脆肠胃所能胜任。虽曰杀虫，胡可浪用！不解《本草经》何以列于上品，且曰无毒。又谓久服轻身耐老，则古书之不可尽信，明矣。

又按惊风之痉厥抽掣，皆是脑神经病，而运动为之骤变。《素问》谓之气血并走于上，则为暴厥，西医谓之血冲脑经，治必镇摄火焰，降气开痰，宜静而不宜动。脑、麝芳香最烈，适足以助气火之上扬，非徒无益，且必有大害。此古人本无所谓脑经为病，所以不知此理。今既尽人能知，则凡芳香开窍之法，皆当屏除尽绝。寿颐于《中风斠诠》中已备论之。是方脑、麝尤重，更不可以治惊搐。唯疳积腹大，气滞不行者，可少用之以利流通，然亦宜减三之二为允。

第四十三方　大惺惺圆

治惊疳百病及诸坏病，不可具述。

辰砂（研）、青礞石、金牙石各一钱半　雄黄一钱　蟾灰二钱　牛黄、龙脑各一字（别研）　麝香半钱（别研）　蛇黄三钱（醋淬五次）

上研匀细，水煮，蒸饼为圆，朱砂为衣，如绿豆大。百日儿每服一圆，一岁儿二圆，薄荷温汤化下，食后。

【笺正】

此方与上方大旨相似，故主旨各症亦同，但苦寒较减，而攻痰消积之力较专，痰热而兼积滞者宜之。若治热痰风惊，则必去脑、麝。

第四十四方　小惺惺圆

解毒，治急惊，风痫，潮热及诸疾虚烦，药毒上攻，燥渴。

腊月取东行母猪粪（烧灰存性）、辰砂（水研飞）、脑麝各二钱　牛黄一钱（各别研）　蛇黄（西山者，烧赤，醋淬三次，水研飞，干用）半两

上以东流水作面糊圆，桐子大，朱砂为衣，每服二圆，钥匙研破，温水化下。小儿才生，便宜服一圆，除胎中百疾，食后。

周澄之曰：聚珍本脑麝分为二物。云：猪粪、辰砂各半两，龙脑、麝香各二钱。

【笺正】

猪粪秽浊，取其下行，能泄火而解热毒，以治急惊，亦是清降，故能定气血之上冲。但脑、麝必不可用，而此方更重。聚珍本虽稍轻，亦尚非配药之法，盖是书屡经传写，岂特非仲阳之旧，抑恐失阎氏之真矣。方后以钥匙研药，盖取其能开通之意，然未免孩子气。试问于药性上，安能有用？此吾国旧学之可鄙处，宜乎为新学界所诟病也。又谓小儿初生，宜服一圆，则可以泄导先天蕴热，方法颇佳。

第四十五方　银砂圆

治涎盛，膈热，实痰嗽，惊风，积，潮热。

水银（结砂子）三皂子大　辰砂（研）二钱　蝎尾（去毒，为末）、鹏砂、粉霜（各研）、轻粉、郁李仁（去皮，焙秤，为末）、白牵牛、铁粉、好腊茶各三钱

上同为细末，熬梨汁为膏，圆如绿豆大。龙脑水化下一圆至三圆。亦名梨汁饼子，及治大人风涎，并食后。

周澄之曰：聚珍本好腊茶作"好腊"，恐误。又蝎尾、硼砂、郁李仁、粉霜、牵牛、轻粉作各一钱，铁粉、好腊作各三钱。

【笺正】

幼科惊痫，无非热盛生风，气火挟痰，上激冲脑为病，抽搐瘛疭，痉厥戴眼，无一非脑神经受其震激，而失功用。喻嘉言谓惊风之名，当作热痰风惊，则明白了解。其论极是。在古人虽未尝知有神经之病，然多用金石重坠之药，以治其气火之升腾，则降逆镇定，恰与气血上冲之原理相合，故能桴应。是方汞铁粉霜，镇坠极重；而又以蝎尾、月石、牵牛、李仁，消导下行，荡涤积热，最是峻剂。苟非大实，未可轻投。但水银必与黑铅同化，乃能结砂。此方无黑铅，必有脱误。然即使结砂，苟其炼不得法，则汞性善变，流弊不小，终宜慎之。鹏砂当作硼砂，此必误字。

第四十六方　蛇黄圆

治惊痫。因震骇、恐怖、叫号、恍惚是也。

蛇黄（真者）三个（火煅醋淬）　郁金七分（一处为末）　麝香一字

上为末，饭圆桐子大。每服一二圆，煎金银磨刀水化下。

【笺正】

此亦开痰降逆之法，用磨刀水送药者，取铁之重坠耳。

第四十七方　三圣圆

化痰涎，宽膈，消乳癖，化惊风、食痫、诸疳。小儿一岁以内，常服极妙。

小青圆

青黛一钱　牵牛末三钱　腻粉一钱

并研匀，面糊圆，黍米大。

小黄圆

天南星（末）一两（生）　朱砂半两（研）　巴豆一钱（取霜）

并研匀，姜汁面糊圆，黍米大。

小红圆

半夏（生末）一分　巴豆霜一字　黄柏（末）一字

并研匀，姜汁面糊圆，黍米大。以上百日者各一圆，一岁者各二圆，随乳下。周澄之曰①：聚珍本小青圆②青黛一分，牵牛末三分，腻粉二钱；小红圆巴豆③二钱；小黄圆黄柏作

---

①曰：周学海本作"按"。
②小青圆：此下周学海本有"作"字。
③巴豆：此下周学海本有"作"字。

半钱。

【笺正】

三方皆攻痰实之法，而两用巴霜，俱是峻剂，但圆子极小，所服又少，所以可用。

第四十八方　铁粉圆

治涎盛，潮搐，吐逆。

水银砂子、轻粉各二分　朱砂、铁粉各一分　天南星（炮制，去皮脐）取末一分

上同研，水银星尽为度，姜汁面糊圆，粟米大，煎生姜汤下，十圆至十五圆，二三十圆，无时。

【笺正】

此与前之银砂圆，大同小异，故方下主治亦同。

第四十九方　银液圆

治惊热，膈实呕吐，上盛涎热。

水银半两　天南星二钱（炮）　白附子一钱（炮）

上为末，用石脑油为膏。每服一皂子大，薄荷汤下。

周澄之曰：聚珍本有龙脑半钱，轻粉一钱，蝎尾二十一枚，炙去毒，上同研匀，石脑油圆如绿豆大。每服二三圆，乳香汤下，大者稍加，无时。

【笺正】

此方水银生用，尤其可怪。石脑油更奇，考濒湖《纲目》

所引诸说，即是今之煤油，故《嘉祐本草》亦言有毒。虽曰坠疾①通络，实属好奇太过，断不可行。

第五十方　镇心圆

治小儿惊痫，心热。

朱砂、龙齿、牛黄各一钱　铁粉、琥珀、人参、茯苓、防风各二钱　全蝎七个（焙）

上末炼蜜圆如桐子大，每服一圆，薄荷汤下。

【笺正】

此亦重坠清热，镇摄气血之剂。能使气火不升，则脑不受激，惊搐自已，立方之意甚佳。而不用巴霜、牵牛之峻，且无水银轻粉巴霜之毒，尤其纯粹无疵。但尚是实热实痰，人参殊可不必。全蝎亦是毒虫，古用蝎尾，取其下行达痰，故曰定风。此用其全，不如蝎尾之妥。唯惊痫之风，皆自内生，必非外感风邪，断不可混同施治。方中又有防风，温散外风，正与热盛风生，病情相反，非徒无益，而又害之。此古人之大误，亦犹六朝隋唐，许多续命汤方之治内风类中，无不桂、麻、羌、防、细辛、芎、芷。今既知此等症情，胥由内热冲脑，则凡是散风温升诸药，为利为弊，果当何如。

第五十一方　金箔圆

治急惊涎盛。

———————

①疾：据文义当作"痰"。

金箔二十片　天南星（锉，炒）、白附子（炮）、防风（去芦须，焙）、半夏（汤浸七次，切焙干秤）各半两　雄黄、辰砂各一分　生犀末半分　牛黄、脑麝各半分（以上六物研）

上为细末，姜汁面糊圆，麻子大，每服三五圆至一二十圆，人参汤下。如治慢惊，去龙脑，服无时。

周澄之曰：聚珍本作牛黄、龙脑、麝香各半钱，雄黄、辰砂各二分。余同。

【笺正】

此亦清热开痰之法。星、夏、白附，皆为痰壅而设，但脑、麝大香，反以激动气血，必不可用。防风亦大误。方后谓治慢惊，则去龙脑，盖以冰片大寒，非虚寒所宜。然方中生犀，独非凉药耶！

第五十二方　辰砂圆

治惊风涎盛潮作，及胃热吐逆不止。

辰砂（别研）、水银砂子各一分　天麻五分　牛黄五分脑麝（别研）少五分　生犀末、白僵蚕（酒炒）、蝉壳（去足）、干蝎（去毒，炒）、麻黄（去节）、天南星（汤浸七次，焙切，干秤）各一分

上同为末，再研匀，熟蜜圆如绿豆大，朱砂为衣，每服一二圆或五七圆，食后服之，薄荷汤送下。

周澄之曰：聚珍本天麻一分，龙脑、麝香、牛黄各五钱。余同。

【笺正】

方与上方大同小异。天麻厚重，可息内风，治眩晕肝阳极

效，非泄散外风，此症颇合，僵蚕亦能定风，唯麻黄不可用，亦续命汤之贻误也。

方中各药皆是一分，而牛黄、脑麝独各五分。牛黄清热化痰，重任犹有可说，脑麝大香大开，无论何方，断无五倍于他药之理。聚珍本作他药一分，而龙脑、麝香、牛黄各五钱。则所谓一分者，当即古人之六铢，为四分两之一。然脑麝尚倍于他药，亦无此法。如谓一分是宋时之一分，则脑麝将五十倍于之他药，更为可怪。以此知是书传写，久失其真。读者须当观其大旨，不可呆死于字句之间。

第五十三方　剪刀股圆

治一切惊风，久经宣利，虚而生惊者。

朱砂、天竺黄（各研）、白僵蚕（去头足，炒）、蝎（去毒，炒）、干蟾（去四足并肠，洗，炙焦黄为末）、蝉壳（去剑）、五灵脂（去黄者为末）各一分　牛黄、龙脑（并研）各一字　麝香（研）五分　蛇黄五钱（烧赤，醋淬三五次，水研飞）

上药末共二两四钱，东流水煮，白面糊圆，桐子大。每服一圆，剪刀环头研，食后薄荷汤化下。如治慢惊，即去龙脑。

【笺正】

此亦清热化痰息风之意。方后谓治慢惊，即去龙脑，亦如上金箔圆之例。但牛黄、竺黄，岂非凉药？亦与上方同弊。

剪刀股即蝎之别名，此蝎尾勾曲，有似于剪刀之股。此圆之所以有此名者，其旨可见。乃方后则谓剪刀环头研药，此浅者不知剪刀股之取义，而妄为是说以附会之，岂制方者之意？

盲人梦话，大是可嗤。且唯佩刀有环，故古有"刀环"两字，若在医家，则古尝有刀圭量药，未闻有刀环研药者，而剪刀又不得称环，是一句之间，错之又错，抑何鄙陋至于此极。此必非制方者之原文，尤其确然可知。

　　方后云上药末共二两四钱，按方中诸药，前七味云各一分，牛黄、龙脑，则云各一字，而麝香则云五分，蛇黄则曰五钱，计其称为分者凡十二，又五钱及二字。初不知其何以而能合为二两四钱。如以宋人十分为一钱之分计之，则十二分止有一钱二分；若以唐前一两为四分计之，则十二分已有三两。相去皆远，必不能合。且前七味各一分，而麝香则五倍之，又必无此配药之法。寿颐以意逆之，则前七味之一分，是用唐以前古法，计七分为一两七钱半；而麝香之五分，则是宋时之所谓半钱耳，再合以蛇黄五钱，牛黄、龙脑各一字，乃与二两四钱之数，约略相近。然同此分字，而忽用古法，忽从时俗，一方之中，如是错杂，岂不可怪！此亦必非制方者之原文。寿颐每谓是卷中诸方分量，极多不相称者。如欲仿制，皆当以意参酌，否则必为马服之子①，无不偾事矣。此方中分字，既知其有两样用法，则上之辰砂圆方诸药一分，明是古者，四分为一两之分；而牛黄、脑麝之五分，又是宋时十分为钱之分，盖脑麝二物，合之仅得半钱，分之则各得四分钱之一，是即所谓一字，分量配合，颇觉相宜。聚珍本改之为五钱者，正若不知本书中有此奇怪之作用耳。然平心论之，如此量药，总属可笑。医书难读，初不料一至于此，不佞善读奇书，真可谓别有会

---

①马服之子：即赵括。战国时期赵国的将领。其父赵奢封为马服君，故
　其子有此称。长平之战让赵括变成"纸上谈兵"的代名词。此喻只知
　教条于医论，不懂临床裁化者。

心，但不知阅者见之，以为何如，呵呵！

第五十四方　麝蟾圆

治惊涎潮搐。

大干蟾秤二钱（烧，另研）　铁粉三钱　朱砂、青礞石（末）、雄黄（末）、蛇黄（烧，取末）各二钱匕　龙脑一字　麝香一钱匕

上件研匀水浸，蒸饼为圆，如桐子大，朱砂为衣。薄荷水下半圆至一圆，无时。

周澄之曰：聚珍本铁粉作轻粉。

第五十五方　软金丹

治惊热痰盛，壅嗽鬲①实。

天竺黄、轻粉各二两　青黛一钱　黑牵牛（取头末）、半夏（用生姜三钱，同捣成曲，焙干，再为细末）各三分

上同研匀，熟蜜为膏，薄荷水化下，半皂子大至一皂子大，量儿度多少用之，食后。

周澄子曰：聚珍本竺黄、轻粉各半两，一作二两，青黛作一分。余同。

【笺正】

此二方与诸方，大同小异，重叠复累，大是可厌。

————————

①鬲：通"膈"。下同。

第五十六方　桃枝圆

疏取积热及结胸，又名桃符。

巴豆霜、川大黄、黄柏（末）各一钱一字　轻粉、硇砂各五分

上为细末，面糊圆，粟米大。煎桃枝汤下。一岁儿，五七圆；五七岁，二三十圆。桃符汤下。亦得未晬儿，三二圆，临卧。

周澄之曰：聚珍本黄柏下云各一分一字。

【笺正】

巴霜，轻粉，已嫌太峻；更有硇砂，尤为猛烈。然今则久无真硇，市肆中尽是欺人，此方亦不必言矣。

第五十七方　蝉花散

治惊风，夜啼，咬牙，咳嗽，及疗咽喉壅痛。

蝉花（和壳）、白僵蚕（直者，酒炒熟）、甘草（炙）各一分　延胡索半分

上为末，一岁一字，四五岁半钱。蝉壳汤下，食后。

【笺正】

此清热以定内风之轻剂，清而能降，选药灵动。蜩蝉临风振翼，得清肃之气，而其蜕乍出土时即已蜕去，得土气寒冷已久，所以能治小儿内热。小儿睡中咬牙，嘎嘎有声，皆痰热之症。方尚嫌轻，可加开痰泄化之物。

第五十八方　钩藤饮子

治吐利，脾胃虚风、慢惊。

钩藤三分　蝉壳、防风（去芦头，切）、人参（去芦头，切）、麻黄（去节，秤）、白僵蚕（炒黄）、天麻、蝎尾（去毒，炒）各半两　甘草（炙）、川芎各一分　麝香一分（别研入）

上同为细末，每服二钱，水一盏，煎至六分，温服，量多少与之。寒多加附子末半钱，无时。

周澄之曰：聚珍本麝香一钱，按上称三分、一分，"分"字皆读去声，今宜改作"钱"字。麝香一分，"分"字如字读，乃合。方后加附子末半钱，加于二钱剂中也。

．

【笺正】

吐利虚风而为慢惊，故用人参。然此虚风，岂外来之寒邪耶？而乃有防风、麻黄，古人之愚，最不可解。即川芎、麝香，皆不可用。此方中"分"字，又当作两样看，是为本书中之创例。然不古不今，亦古亦今，混作一气，究竟非著作家体制。俗子无本之学，最是鄙陋。澄之附注，未必可听。

古医学之"分"字，作去声读，近人多有言之者，然未见所本，盖尚是推测之辞。强为分别，字书中未见此义。

第五十九方　抱龙圆

治伤风瘟疫，身热昏睡，气粗风热，痰塞壅嗽，惊风潮搐及蛊毒、中暑。沐浴后并可服，壮实小儿，宜时与服之。

天竺黄一两　雄黄（水飞）一钱　辰砂半两　麝香（各

别研）半两　天南星四两（腊月酿牛胆中，阴干百日，如无，只将生者去皮脐，锉炒干用）

上为细末，煮甘草水和圆，皂子大，温水化下服之。百日小儿，每圆分作三四服；五岁一二圆；大人三五圆。亦治室女白带，伏暑，用盐少许，嚼一二圆，新水送下。腊月中雪水煮甘草和药尤佳。一法用浆水或新水浸天南星三日，候透，软煮三五沸，取出，乘软切去皮，只取白软者，薄切焙干炒黄色，取末入两，以甘草二两半，拍破，用水二碗浸一宿，慢火煮至半碗，去滓，旋旋洒入天南星末，慢研之，令甘草水尽，入余药。

【笺正】

是方胆星、竹黄，不过为痰热而设，然方下主治不少，皆为实热痰壅言之。以小儿伤寒温热，每多痰热窒塞，故可通治。（方下"瘟疫"，即今之所谓温病。）然麝香开泄太重，此方太多，宜大减之。又谓壮实小儿，可以时服，则言之太过。

方后谓亦治室女白带，则带下每多湿热凝滞，停积胞中所致。此能涤湿清热，所以可治。腊雪合药，清温甚佳。方后慢火，原本是从火旁，字书无此形，径为改之。

天南星不可生用，即方后甘草制法，亦不妥。南星之毒，甚于半夏十倍。寿颐尝以肆中之所谓制南星者，入口试之，戟喉甚厉，此非用腊月牛胆制透久陈者不可。

第六十方　豆卷散

治小儿慢惊，多用性太温及热药治之，有惊未退而别生热症者；有病愈而致热症者；有反为急惊者甚多。当问病者几日？因何得之？曾以何药疗之？可用解毒之药，无不效，宜此方。

大豆黄卷（水浸黑豆生芽是也，晒干）　板蓝根、贯众、甘草（炙）各一两

上四物同为细末，每服半钱至一钱，水煎去滓服，甚者三钱，又治吐虫，服无时。

【笺正】

此为慢惊过服温药而设，故以蓝根、贯众解毒为主。方下言之甚详，非治慢惊。

第六十一方　龙脑散

治急慢惊风。

大黄（蒸）　甘草　半夏（汤洗薄切，用姜汁浸一宿，焙干炒）　金星石　禹余粮　不灰木　青蛤粉　银星石　寒水石

上各等分，同为细末，研入龙脑一字，再研匀，新水调一字至五分，量儿大小与之。通解诸毒，本旧方也。仲阳添入甘松三两枝，藿香叶末一钱，金芽石一分，减大黄一半，治药毒吐血，神妙。

【笺正】

重用石药，唯急惊实症可用。方下乃有一"慢"字，岂不大误；方后并谓治药毒吐血，则热药太过之症。立方之旨，更为明了。此方下"慢"字，明是浅人妄加者。方后云一字至五分，可证五分即半钱，而一字即半钱中之又一半矣。

第六十二方　虚风方（回生散）

治小儿吐泻，或误服冷药脾虚生风因成慢惊。

大天南星一个（重八九钱以上者良）

上用地坑子一个，深三寸许，用炭火五斤，烧通赤，入好酒半盏在内，然后入天南星，却用炭火三二条，盖却坑子，候南星微裂，取出剉碎，再炒匀熟，不可稍生，候冷为细末。每服五分或一字，量儿大小，浓煎生姜、防风汤，食前调下，无时。

【笺正】

南星虽能消导热痰，必非补虚之物。方名既曰虚风，又谓脾虚生风，而成慢惊，岂有一味南星可治之理，再以生姜、防风调汤药，又是泄散外风之法，牛头不对马嘴，岂果仲阳为之耶？

第六十三方　虚风又方

半夏一钱（汤洗七次，姜汁浸半日晒干）　梓州厚朴一两（细剉）

上件米泔三升，同浸一百刻，水尽为度，如百刻水未尽，加火熬干，去厚朴，只将半夏研为细末。每服半字、一字，薄荷汤调下，无时。

【笺正】

方名又是虚风，药则半夏、厚朴，又是薄荷汤下，笼统浮泛已极，恐未必果是仲阳手定。

第六十四方　褊银圆

治风涎膈实上热，及乳食不消，腹胀喘粗。

巴豆（去皮油心膜，研细）、水银各半两　黑铅二钱半（水银结砂子）　麝香五分（另研）　好墨八钱（研）

上将巴豆末并墨再研匀，和入砂子、麝香、陈米粥和圆，如绿豆大捏褊。一岁一圆，二三岁二三圆，五岁以上五六圆，煎薄荷汤放冷送下，不得化破。更量虚实增减，并食后。

【笺正】

重坠痰涎，而引之下泄，好在所服不多，又是囫囵吞下，果是实痰，尚为可用。今京师有万应锭者，为幼科实热实痰，普通之药，颇有捷验。方中重用佳墨，即本之仲阳是方。

第六十五方　又牛黄膏

治热及伤风疳热。

雄黄（研）、甘草（末）、川甜硝各一分　寒水石（生飞）一两　脑子一钱　绿豆粉半两

上研匀，炼蜜和成膏，薄荷水化下，半皂子大，食后。

周澄之曰：聚珍本寒水石作一分，一作一两，有郁金末一钱，此与前牛黄膏小异。聚珍本作生黄膏。

【笺正】

此重坠清热，开泄痰闭之法，已陈陈相因，数见不鲜矣！

第六十六方　五福化毒丹

治疮疹余毒上攻口齿，躁烦，亦咽干，口舌生疮，及治蕴热积毒，惊惕狂躁。

生、熟地黄（焙，秤）各五两　玄参、天门冬（去心）、麦门冬（去心，焙，秤）各三两　甘草（炙）、甜硝各二两青黛一两半

上八味为细末，后研入硝、黛，炼蜜圆如鸡头大。每服半圆或一圆，食后，水化下。

【笺正】

此痘后阴虚，毒火上乘，津液已耗者之治法，故用滋润养液为主。方下谓治蕴热积毒，必热盛液耗者为宜。若痰液未化，不可妄投。

第六十七方　羌活膏

治脾胃虚，肝气热盛生风，或取转过，或吐泻后为慢惊，亦治伤寒。

羌活（去芦头）、川芎、人参（去芦头）、赤茯苓（去皮）、白附子（炮）各半两　天麻一两　白僵蚕（酒浸，炒黄）、干蝎（去毒，炒）、白花蛇（酒浸，取肉焙干）各一分川附子（炮去皮脐）、防风（去芦头，切焙）、麻黄（去节）各三钱　豆蔻肉、鸡舌香（即母丁香）、藿香叶、木香各二钱　轻粉一钱　珍珠、麝香、牛黄各一钱　龙脑半字、雄黄、辰砂各一分（以上七味各别研入）

上同为细末，熟蜜和剂旋圆，大豆大。每服一二圆，食

前，薄荷汤或麦冬汤温化下。实热、惊急勿服，性温故也。服无时。

周澄之曰：聚珍本白花蛇下云各一两；木香上有沉香一味。后附辨鸡舌香文云：古今论鸡舌香，同异纷纷，或以为番枣核，或以为母丁香。互相诽抵，竟无定说。季忠以为最为易辨，所以久无定说者，惑于其名耳。古人名药，多以其形似者名之，如乌头、狗脊、鹤虱之类是。番枣核、母丁香，本是二物，皆以形似鸡舌，故名适同。凡药同名异实，如金樱、地锦之类，不足怪也。如鸡舌二类，各有主疗。番枣核者，得于乳香中，治伤折药多用之。母丁香即丁香之老者，极芳烈，古人含鸡舌香，乃此类也，今治气温中药多用之。所谓最易辨者如此。

【笺正】

是方庞杂太甚，方下主治，又复自矛自盾，怪不可言。既曰脾胃虚，则人参补益脾胃是也。而又曰肝气热盛生风，则附子、丁香，又将何为？"或取转过"四字，不可索解，当有脱误。若曰治吐泻后之慢惊，则方中藿香、木香、丁香、参、附，固为对证；然慢脾之风，岂是外感风寒，可以表散！方中麻、防、芎、活，宁非虚寒慢惊之鸩毒！而脑、麝、牛黄，辛凉开窍，直以速其危耳！观方后实热弗服一层，知方下"热盛生风"一句，盖言本是热盛，而已用寒凉太过之变症，故主温补。然朱、黄、轻粉，又非虚症所宜，此宜明辨，必不可囫囵吞枣。唯治伤寒表症，庶几近之。然药物亦异常庞杂，此等方药，不足存也。

第六十八方　郁李仁圆

治襁褓小儿，大小便不通，惊热痰实，欲得溏动者。

郁李仁（去皮）、川大黄（去粗皮，取实者锉，酒浸半日，控干，炒为末）各一两　滑石半两（研细）

上先将郁李仁研成膏，和大黄、滑石，圆如黍米大。量大小与之，以乳汁或薄荷汤下。

【笺正】

此方专为实热闭塞者，通腑之用，若曰治痰，尚难有效。

第六十九方　犀角圆

治风热痰实面赤，大小便秘涩，三焦邪热，腑脏蕴毒，疏导极稳方。

生犀角末一分　人参（去芦头，切）　枳实（去瓤，炙）、槟榔①　黄连一两　大黄二两（酒浸切片，以巴豆去皮一百个，贴在大黄上，纸裹饭上蒸三次，切，炒令黄焦，去巴豆不用）

上为细末，炼蜜和圆，如麻子大。每服一二十圆，临卧熟水下，未动，加圆。亦治大人，孕妇不损。

【笺正】

此治实热实痰，双管齐下，其力甚峻，但圆子既小，巴豆

──────────

①槟榔：此下周学海本有"各半两"三字。

又但取其气，不用其质，犹为峻剂中之轻剂。盖痰热实结，仅用军、槟，必非少数可以有功，乃借巴豆极厉之气，作为向导，方能冲锋陷阵，直捣中坚，制方自有深意。唯方后竟谓孕妇不损，则虽有人参，恐亦未可深信。

第七十方　异功散

温中和气，治吐泻，不思乳食。凡小儿虚冷病，先与数服，以助其气。

人参（切去顶）、茯苓（去皮）、白术、陈皮（锉）、甘草各等分

上为细末，每服二钱，水一盏，生姜五片，枣两个，同煎至七分，食前温，量多少与之。

【笺正】

此补脾而能流动不滞，陈皮一味，果有异功。以视《局方》四君子，未免呆笨不灵者，洵是放一异彩，仲阳灵敏，即此可见一斑。

第七十一方　藿香散

治脾胃虚有热，面赤，呕吐涎嗽，及转过度者。

麦门冬（去心，焙）、半夏曲、甘草（炙）各半两　藿香叶一两

上为末，每服五分至一钱，水一盏半，煎七分，食前温服。

周澄之曰：聚珍本有石膏半两。

【笺正】

此治胃虚有热之吐，故以甘、麦养胃阴，较之七味白术散，治脾胃虚寒便泻者，正是两相对照。彼以泄利，则气陷，故用干葛升清；此以呕吐，则气逆，故用半夏泄降；而皆用藿香芬芳，藉以振动中州气滞，又是殊途同归，可谓五雀六燕①，铢两悉称。仲阳选药，真无间然。然若痰热上壅而为呕吐，则麦、甘又在禁例，此则善学古人者，自当知所变通，必不可呆死于古人成方之下。

第七十二方　如圣圆

治冷热疳泻。

胡黄连、白芜荑（去扇，炒）、川黄连各二两　使君子一两（去壳秤）　麝香（别研）五分　干虾蟆五枚（锉，酒熬膏）

上为末，用膏圆如麻子大，每服人参汤下。二三岁者，五七圆；以上者，十圆至十五圆，无时。

【笺正】

方用二连，可治疳热，必不可治寒冷。干蟾为疳积腹膨主药，大有奇功，亦物理之药也。

---

①五雀六燕：比喻双方轻重相差不多。出《九章算术·方程》："今有五雀六燕，集称之衡，雀俱重，燕俱轻，一雀一燕交而处，衡适平。"

第七十三方　白附子香连圆

治肠胃气虚，暴伤乳哺，冷热相杂，泻痢赤白，里急后重，腹痛扭撮，昼夜频并，乳食减少。

黄连、木香各一分　白附子（大）二个

上为末，粟米饭圆，绿豆大或黍米大，每服十圆至二三十圆。食前，清米饮下，日夜各四五服。

【笺正】

此治滞下之主药。证是冷热相杂，积滞不行，故药亦寒温并用，而以木香宣通气分。滞下之方药最多，然用意皆不过如此。今人每以炮姜，黄连同进，再加气分之药，治腹痛积滞者极效，亦此旨也。

第七十四方　豆蔻香连圆

治泄泻，不拘寒热赤白，阴阳不调，腹痛肠鸣切痛，可用如圣。

黄连（炒）三分　肉豆蔻、南木香各一分

上为细末，粟米饭圆，米粒大。米饮汤下十圆至二三十圆，日夜各四五服，食前。

【笺正】

此以香连清热调气，而佐以肉果温涩，可治暑热泄泻之肠鸣腹痛，不可治湿热淤积之滞下后重。方下"赤白"二字，唯滞下者有之，其症必里急不爽。可通而不可涩。误投固涩，无不淹久变重。此须分别治之，不可混也。

第七十五方　小香连圆

治冷热腹痛，水谷利，滑肠方。

木香、诃子肉各一分　黄连半两（炒）

上为细末，饭和圆绿豆大。米饮下十圆至三五十圆，频服之，食前。

【笺正】

诃子亦涩滑止泻之法，与上方肉果、香、连，同工异曲，唯肠滑水泄者宜之。

第七十六方　二圣圆

治小儿脏腑或好或泻，久不愈，赢瘦成疳。

川连（去须）、黄柏（去粗皮）各一两

上为细末，将药末入猪胆内，汤煮熟，圆如绿豆大。每服二三十圆，米饮下。量儿大小加减，频服，无时。

【笺正】

小儿疳泻，多是里热，故主以连、柏之清，然在久病赢瘦，亦宜量之，非可一概施也。

第七十七方　没石子圆

治泄泻白浊及疳痢、滑肠、腹痛者方。

木香、黄连各一分（一作各二钱半）　没石子一个　豆蔻仁二个　诃子肉三个上为细末，饭和圆麻子大，米饮下。量儿大小加减，食前。

【笺正】

此亦泄泻之治法，方下所谓疳痢，即古人所谓利下、自利之利，本以滑利取义。今世俗以滞下之里急后重，欲下不爽者，名为痢疾，实是不识字义之过。名不正则言不顺，必须分别观之，不可误认。

香连各一分，原是古人四分为一两之分，可见此是古之成方。然古之一两，止合宋时之三钱有零；则古之一分，止合宋后之一钱而不足。此方中谓一分一作二钱半，非是。

第七十八方　当归散

治变蒸有寒无热。

当归二钱　木香、官桂、甘草（炙）、人参各一钱

上㕮咀，每服二钱，水七分盏，姜三片，枣一枚去核，同煎服。

【笺正】

变蒸而仅仅有寒无热，此儿之元气不足可知，故制是方。与参、芪、甘、桂之保元汤同义，皆是小儿元阳素虚之圣药。

第七十九方　温白圆

治小儿脾气虚困，泄泻瘦弱，冷疳洞利，及因吐泻，或久病后成慢惊，身冷瘛疭。

天麻（生）半两　白僵蚕（炮）、白附子（生）、干蝎

（去毒）、天南星（锉，汤浸七次，焙）各一分

上同为末，汤浸，寒食面和圆，如绿豆大，圆了仍与寒食面内，养七日取出。每服五七圆至二三十圆，空心煎生姜米饮，渐加圆数，多与服。

【笺正】

脾虚泄泻，慢惊身冷，皆无阳之症，故宜白附子。惊风瘛疭，无论急慢，皆是内动之风。天麻、僵蚕，以定内风，而方中不杂一味表散疏泄，选药极允。观此可知前列羌活膏方云治脾胃慢惊，而药乃有羌、防、麻黄者，岂非大谬。方下曰冷疳洞利，其为洞泄滑利甚明，又可知上之没石子圆方下"疳痢"二字，亦指滑利泄泻；则宋人"痢"字，尚不与滞下相混，而今人概称滞下为痢疾者，亦是大谬。此误又在宋后，医学日荒，胡可不急起更张之。

此条治脾虚泄泻，及吐泻久病而为慢惊，身冷瘛疭，其症甚重，非温补不可。方药太嫌轻薄，必不足恃。宜用保元汤，及附子理中。

第八十方　豆蔻散

治吐泻烦渴，腹胀，小便少。

豆蔻、丁香各半分　　舶上硫黄一分　　桂府用滑石三分

上为细末，每服一字至半钱，米饮下，无时。

【笺正】

此是脾肾寒湿，自宜温药；然硫黄极滑，治泻必非所宜；且吐泻烦渴，津液耗矣，滑石分利小水，亦治实热，不治虚

寒。方殊可议，不足法也。

第八十一方　温中圆

治小儿胃寒泻白，腹痛肠鸣，吐酸水，不思食，及霍乱吐泻。

人参（切去顶，焙）、甘草（锉，焙）、白术各一两（为末）

上姜汁面和圆，绿豆大。米饮下一二十圆，无时。

【笺正】

此脾胃虚寒，故用药如此，然泻出色白，寒症昭著，何不即与理中，岂以吐酸为有热故耶？要之胃无火而不能消化，亦必作酸。此酸是胃液中自然之味，不可皆认是火。

第八十二方　胡黄连麝香圆

治疳气羸瘦，白虫作方。

胡黄连、白芜荑（去扇）各一两　木香、黄连各半两　辰砂（另研）一分　麝香（锉，研）一钱

上为细末，面糊圆绿豆大。米饮下五七圆至十圆；三五岁以上者，可十五圆、二十圆，无时。

【笺正】

疳积腹膨，多是食停郁热而生诸虫。治宜清热消导而兼杀虫。然此方尚嫌轻薄，必不足恃。即有下之大胡黄连圆，大芦荟圆两方，则此可删。

第八十三方　大胡黄连圆

治一切惊疳，腹胀，虫动，好吃泥土生米，不思饮食，多睡，脏腑或秘或泻，肌肤黄瘦，毛焦发黄，饮水，五心烦热，能杀虫，消疳进饮食，治疮癣，常服不泻痢方。

胡黄连、黄连、苦楝子各一两　白芜荑（去扇）半两秋初三分　芦荟（另研）、干蟾头（烧存性，另研）各一分麝香一钱（另研）　青黛一两半（另研）

上先将前四味为细末，猪胆汁和为剂，每一胡桃大，入巴豆仁一枚置其中，用油单一重裹之，蒸熟，去巴豆，用米一升许蒸，米熟为度，入后四味为圆。如难圆，少入面糊圆，麻子大。每服十圆、十五圆，清米饮下，食后，临卧，日进三两服。

【笺正】

此方清热为主，而兼杀虫消积者。然苦寒有余，而消积杀虫，尚嫌不及。方下叙述各症，虫积已深，尚宜加味，其麝香亦觉太多；又青黛入药，古人所用，当是兰靛①之精华，而今则是浊滓，殊不相宜。蟾头疑是蟾腹之误。

第八十四方　榆仁圆

治疳热瘦悴，有虫，久服充肥。

榆仁（去皮）、黄连（去头）各一两

---

①靛：一种深蓝色有机染料，称"靛蓝"。亦称"靛青""蓝靛"。

上为细末，用猪胆七个，破开取汁，与二药同和入碗内，甑上蒸九日，每日一次，候日数足，研麝香五分，汤浸一宿，蒸饼同和成剂，圆如绿豆大。每服五七圆至一二十圆，米饮下，无时。

【笺正】

此方亦觉无谓，既有上下两方，何必多此重叠重累，大同小异为耶。

第八十五方　大芦荟圆

治疳杀虫，和胃止泻。

芦荟（研）、木香、青橘皮、胡黄连、黄连、白芜荑（去扇，秤）、雷圆（破开，白者佳，赤者杀人，勿用）、鹤虱（微炒）各半两　麝香二钱（另研）

上为细末，粟米饭圆绿豆大。米饮下二十圆，无时。

【笺正】

此方杀虫清热，双管齐下，尚嫌消积之力不足，可加干蟾、鸡内金等。又使君子肉，除虫甚效，且无峻厉太过，克剥元阴之弊，威而不猛，可为疳虫必用之品。西药有山道年精一种，亦有奇功，尚无流弊，是可采也。麝香亦太多，减半用之可也。

第八十六方　龙骨散

治疳口疮，走马疳。

砒霜、蟾酥各一字　粉霜五分　龙骨一钱　定粉一钱五分

龙脑半字

上先研砒粉极细，次入龙骨再研，次入定粉等同研，每用少许傅之。

【笺正】

牙疳而名曰走马，其症之急可知，顷刻蔓延，腐烂极速，穿唇溃腮，即不可救。此胃一团毒火，非大清胃热或急下不可。外治药单方，则砒枣散可用。一味信石，打小块如枣核许，以大红枣去核，每枚嵌入信石一块，入炭火煅炭，俟烟尽取出（此烟即是砒霜，人须避之），加梅花冰片十分之三，同研细掺之，颇效。砒固毒物，然此法制过，信石本质，已是无多，故不为害。钱仲阳此方，分量颇有斟酌。亦可用飞净人中白，掺之佳。另以白马乳内服，亦可以马乳洗腐处。治之及早，尚可十全五六，飞净人中白亦可调入马乳中服之。寿颐近得一简便单方，用藤黄（即画家所用之物，以空心如笔管者为佳，名笔管黄），研细掺腐肉上极效。已实验过。

第八十七方　橘连圆

治疳瘦，久服消食和气，长肌肉。

陈橘皮一两　黄连（去须）一两五钱　米泔（浸一日）

上为细末，研入麝香五分，用猪胆七个，分药入在胆内，浆水煮，候临熟，以针微扎破，以熟为度，取出，以粟米粥和圆，绿豆大。每服十圆至二三十圆，米饮下，量儿大小与之，无时。

【笺正】

此清火之专剂。轻症可用，缓缓图功。

第八十八方　龙粉圆

治疳渴。

草龙胆、定粉、乌梅肉（焙秤）、黄连各二分

上为细末，炼蜜圆如麻子大。米饮下一二十圆，无时。

【笺正】

清热生津，意亦可法。定粉即是铅粉，质重有毒，内服殊非所宜，去之可也。

第八十九方　香银圆

治吐。

丁香、干葛各一两　半夏（汤浸七次，切焙）、水银各半两

上三味，同为细末，将水银与药同研匀，生姜汁圆，如麻子大。每服一二圆至五七圆，煎金银汤下，无时。

【笺正】

吐有虚实寒热，治各不同。是方丁香、干葛，已嫌庞杂，而以升汞入圆子，流弊滋多，胡可为训。

第九十方　金华散

治干湿疮癣。

黄丹（煅）一两　轻粉一钱　黄柏、黄连各半两　麝香少许

上为末，先洗，次干掺之，如干癣疮，用腊月猪脂和傅；如无，用麻油亦可，加黄芩、大黄。

【笺正】

此皮肤病之外治药，能燥湿杀虫，诸痒疮流水者宜之。

第九十一方　安虫圆

治上、中二焦虚，或胃寒虫动及痛。又名苦楝圆方。

干漆三分（炒烟尽）　雄黄、巴豆霜一钱

上为细末，面糊圆，粟米大，量儿大小与服，取东行石榴根煎汤下，痛者煎苦楝根汤下，或芜荑汤下五七圆或三二十圆，发时服。

【笺正】

虫非腹中应有之物，有之则除恶务尽。干漆、巴霜，杀虫峻烈，方药极厉，而乃以安虫名，此古人误认虫不可尽除，而姑为是名以欺人也。然用药如是，仍是杀之，安于何有！唯干漆大毒，必不可尝，何不以使君子之类易之。苦楝根、芜荑，皆杀虫捷药，不嫌其猛。唯脾胃虚者，必须补脾以善其后。

第九十二方　芜荑散

治胃寒虫痛。

白芜荑（去扇，秤）、干漆（炒）各等分

上为细末，每服一字，或五分、一钱，米饮调下，发时服。

上方杜壬《养生必用方》同。杜亦治胃寒虫上。

163

【笺正】

此亦杀虫之方，干漆必有以易之乃佳。

第九十三方　胆矾圆

治疳，消癖进食，止泻和胃，遣虫。

胆矾（真者，为细末）一钱　绿矾（真者）二两　大枣十四个（去核）　好醋一升

以上四物同煎，熬令枣烂和后药。

使君子二两（去壳）　枳实（去瓤，炒）三两　黄连、诃黎勒（去核）各一两（并为粗末）　巴豆二七枚（去皮破之）

以上五物，同炒令黑，约三分干，入后药。

夜明砂（一两）　虾蟆灰（存性，一两）　苦楝根皮（末，半两）

以上三物再同炒，候干，同前四物杵罗为末，却同前膏和入臼中，杵千下。如未成，更旋入熟枣肉，亦不可多，恐服之难化。太稠，即入温水，可圆即圆，如绿豆大。每服二三十圆，米饮温水下，不拘时。

【笺正】

胆矾、皂矾，杀虫消癖之力皆猛，再加巴霜下积，药力甚峻，故以大枣和之。此除虫积之主方。有此则上二方亦无所用矣。但峻攻之后，必宜培补，而平居饮食，又必慎之又慎。虫积成疳，无非多食伤其脾胃，消化之力不及所致。慈幼者其知之。

第九十四方　真珠圆

取小儿虚中一切积聚、惊涎、宿食、乳癖。治大小便涩滞，疗腹胀，行滞气。

木香、白丁香（真者）、丁香、轻粉各五分　巴豆仁十四个（水浸一宿，研极腻）　白滑石（末）二钱

上为末，研匀，湿纸裹烧，粟米饭圆麻子大。一岁一圆，八九岁以上至十五岁服八圆，炮皂子煎汤放冷下。挟风热难动者，先服凉药一服；乳癖者，减圆数，隔日临卧一服。

【笺正】

是方以行气攻痰为法，与杀虫消积诸力，相辅而行。巴豆不去油，终嫌太毒，还是用霜，稍为和缓。服法甚佳，不可多也。药味如是，而方名乃曰真珠，最不可解，岂姑作贵重之名以欺人耶！得毋心术卑鄙，可嗤孰甚！

第九十五方　消坚圆

消乳癖及下交奶，又治痰热禹实，取积。

硇砂（末）、巴豆霜、轻粉各一钱　水银砂子（两皂子大）　细墨（少许）　黄明胶（末）五钱

上同研匀，入面糊圆，如麻子大。倒流水下，一岁一服①，食后。

———————

①服：周学海本作"丸"。

【笺正】

是方亦为消癖而设，碙砂当作硇砂，此物无真，最不可信；汞亦不妥，是书中消导之方已多，此不可用，而方下"交奶"二字，不知何解，此必宋时人之俗语，而今不可晓矣！

第九十六方　百部圆

治肺寒壅嗽，微有痰。

百部三两（炒）　麻黄（去节）　杏仁四十个（去皮尖，微炒，煮三五沸）

上为末，炼蜜圆如芡实大，热水化下，加松子仁肉五十粒，糖圆之含化大妙。

【笺正】

此为肺受外寒，痰饮咳嗽之方，麻、杏开肺，疏泄感邪。百部温润，降逆定嗽，选药颇佳。是方麻黄不言分量，必有误。但此是汤剂，而作圆子，虽用热水化下，效力恐亦不灵。寿颐则谓圆子打碎，煎汤为妙。

第九十七方　紫草散

发斑疹。

钩藤钩子、紫草茸各等分

上为细末，每服一字，或五分、一钱，温酒调下，无时。

【笺正】

仲阳之所谓斑疹，即痘疮及瘰子。钩藤开泄，紫草清血解毒，以酒调服，助其透泄，能发能清，不卑不亢，是助正达邪稳妥之法。

第九十八方　秦艽散

治潮热，减食，蒸瘦方。

秦艽（去芦头，切焙）、甘草（炙）各一两　干薄荷半两（勿焙）

上为粗末，每服一二钱，水一中盏，煎至八分，食后温服。

【笺正】

此变蒸发热和平中正之药。变蒸本非大病，惟既发热减食，不可无以治之，故立是方。秦艽通络和血，薄荷清泄散热，药性中和，不伤正气，仲阳真善于逢迎世故者。

第九十九方　地骨皮散

治虚热潮作，亦治伤寒壮热，及余热方。

地骨皮（自采佳）、知母、银州柴胡（去半①）、甘草（炙）、半夏（汤洗十次，切焙）、人参（切去顶，焙）、赤茯苓各等分

———————————

①半：周学海本作"芦"。

上为细末，每服二钱，姜五片，水一盏，煎至八分，食后温服，量大小加减。

【笺正】

此退热为主，而兼养正，虚热固宜，病后阴虚余热亦佳。若曰伤寒壮热，似嫌太泛。然小儿阴阳俱薄，虽是伤寒，亦非大病。以生姜作引，正是发散妙法，固未尝不可通用也。

第一百方　人参生犀散

解小儿时气寒壅，咳嗽，痰逆喘满，心忪惊悸，脏腑或秘或泄，调胃进食。又主一切风热，服寻常凉药即泻而减食者。

人参（切去芦）三钱　前胡（去芦）七钱　甘草（炙黄）二钱　桔梗、杏仁（去皮尖，略爆干，为末，秤）各五钱

上将前四味为末，后入杏仁，再粗罗罗过。每服二钱，水一盏，煎至八分，去滓温服，食后。

【笺正】

此方选药五味，是治风寒轻感，咳嗽有痰，疏泄感邪，降逆止嗽之法，与前百部圆，可以相辅相行。方下所谓时气寒嗽，痰逆喘满，及一切风热，皆是正治。惟既有寒邪，而兼痰嗽，人参似非所宜。然稚阴本薄，扶正祛邪，亦是古人恒法。但方名生犀，有药中无犀，殊不可解。然以所治诸症参之，亦万无用生犀之理，此则不可索解矣。

第一百一方　三黄圆

治诸热。

黄芩半两（去心）　大黄（去皮，湿纸裹煨）、黄连（去须）各一钱

上同为细末，面糊圆绿豆大或麻子大。每服五七圆至十五圆、二十圆。食后，米饮送下。

【笺正】

方为实热而设。盖小儿稚阴未充，阳易偏旺，热结之症甚多。此方清泄，其力虽峻，而所服无多，用之得当，亦不嫌大黄之荡涤。吾乡习惯，小儿初生，必以此三物蒸取浓汁，三朝内日饲二三茶匙，以大便黑类转黄为止，可免后生胎毒，亦可减轻他日痘疹之势，颇有经验，威而不猛，洵是良法。

第一百二方　治囟开不合，鼻塞不通方

天南星大者，微炮去皮为细末，淡醋调，涂绯帛上，贴囟上，火炙手频熨之。

【笺正】

解颅乃先天气血俱虚，真阳亦衰，治宜温补，保元汤或可有效；外用敷药，只可参用温煦。寿颐有治验，已录上卷。天南星大毒，乃作外敷末药，岂是幼孩柔脆肌肤所能胜任，况其为囟解不合者乎？果用此法，必有大害。

第一百三方　黄芪散

治虚热盗汗。

牡蛎（煅）、黄芪、生地黄各等分

上为末，煎服，无时。

【笺正】

养阴涵阳，兼以实表，方虽三物，立法已备。但牡蛎可以滋阴，亦以涵敛浮阳，生用较为有力，是有自然粉质，其性颇黏，已含涩功用；煅之则大失其真。此类恶俗，金、元、明、清，数代医书，多承其弊，而其源实自宋人开之，必不能为前贤讳也。

第一百四方　虎杖散

治实热盗汗。

上用语虎①，锉，水煎服，量多少与之，无时。

【笺正】

既曰实热，自宜清热为主。此是单方体裁，未必可恃。

第一百五方　捻头散

治小便不通方。

————————

①语虎：周学海本作"虎杖"。

延胡索、川苦楝各等分

上同为细末，每服五分或一钱，捻头汤调下，量多少与之。如无捻头汤，即汤中滴油数点，食前。

【笺正】

玄胡、苦楝，皆以泄降见长，捻头者，古时寒具之别名。此方后谓以捻头汤下，意者以寒具煮汤送药耶。然寒具乃干糒之类，古虽谓其可利大小便，其实粉面所制，以油煎之，亦非真能利二便者。方亦单方体裁，何可深信？此当以病理求之，虚实寒热，万有不齐，决非一个呆方，可以概治者也。

第一百六方　羊肝散

治疮疹入眼成翳。

上用蝉蜕末，水煎，羊子肝汤调服二三钱。凡痘疮才欲著痂，即用酥或面油不住润之，可揭即揭去，若不润及迟揭，疮硬即隐成瘢痕。

【笺正】

羊肝明目退翳，古皆称之。此虽为痘疮目翳而设，然即非痘疮，凡眼赤翳膜皆可用之。方后谓痘痂可揭，殊为不妥。

第一百七方　蝉蜕散

治斑疮入眼，半年以内者，一月取效。

蝉蜕（去土取末）一两　猪悬蹄甲二两（罐子内盐泥固济，烧存性）

上二味研，入羚羊角细末一分拌匀。每服一字；百日外儿五分；三岁以上一钱，温水或新水调下，日三四，夜一二，食后服。一年以外难治。

【笺正】

此方虽专为痘疮入目而设，然羚羊角清肝上将，凡肝阳火盛，目赤肿痛，星翳胬肉重症，羚角、蝉蜕，皆是必需之品。唯羚角难研，须水磨浓汁，方可有效。

第一百八方　乌药散

乳母①冷热不和及心腹时痛，或水泻，或乳不好。

天台乌药　香附子（破用白者）　高良姜　赤芍药

上各等分为末，每服一钱，水一盏，同煎六分，温服。如心腹疼痛，入酒煎。水泻，米饮调下，无时。

【笺正】

腹痛泄泻，中寒气滞为多。温中行气，固痛泻之良方，入酒同煎，无非温而行之。

第一百九方　二气散

治冷热惊吐反胃，一切吐利，诸治不效者。

硫黄半两（研）　水银二钱半（研，不见星，如黑煤色为度）

上每服一字至五分，生姜水调下或同炒，结砂为圆。

---

①乳母：此上周学海本有"治"字。

【笺正】

此为真阳无权，阴寒上逆之主药。然升汞入药，究嫌不妥，宜以二物同炒结砂，则即古方之灵砂丹也。许叔微《本事方》黑锡丹最佳。

第一百十方　葶苈圆

治乳食冲肺，咳嗽面赤，痰喘。

甜葶苈（隔纸炒）、黑牵牛（炒）、汉防己、杏仁（炒去皮尖）各一钱

上为末，入杏仁泥，取蒸陈枣肉和捣为圆，如麻子大，每服五圆至七圆，生姜汤送下。

【笺正】

肺有停饮，气闭痰喘；面赤者，肺有郁热之征，是宜泻肺涤饮，枣肉捣圆，亦良法也。

第一百十一方　麻黄汤

治伤风发热，无汗、咳嗽、喘急。

麻黄（去节）三钱（水煮去沫，漉出晒干）　肉桂二钱　甘草（炙）一钱　杏仁七个（去皮尖，麸炒黄，研膏）

每服一钱，水煎服。以汗出为度，自汗者不宜服。

【笺正】

寒邪袭肺，闭塞不通，喘嗽气急，非此方不能捷效。若肺郁有热，则去桂而加石膏，又即仲师之麻杏甘石汤也。

第一百十二方　生犀磨汁

治疮疹不快，吐血衄血。

生犀磨汁

周澄之曰：聚珍本有生犀散，云消毒气，解内热。用生犀磨浓汁，微温饮一茶脚许，乳食后，更量大小加减之。与此方同而治异。

【笺正】

此热甚而痘不能透，火焰上涌，致为血溢，故以清心泄热为主。聚珍本谓消毒气，固亦指痘疹热毒言之，其意可通。

第一百十三方　大黄圆

治诸热。

大黄、黄芩各一两

上为末，炼蜜圆如绿豆大。每服五圆至十圆，温蜜水下。量儿加减。

【笺正】

前已有三黄圆，则此亦重复。

第一百十四方　使君子圆

治脏腑虚滑及疳瘦下利，腹胁胀满，不思乳食。常服，安虫补胃，消疳肥肌。

厚朴（去粗皮，姜汁涂焙）、甘草（炙）、诃子肉（半生半煨)、青黛各半两（如是兼惊及带热泻，入此味，如只变疳不调，不用此味）　陈皮（去白）一分　使君子（去壳）一两（面裹煨熟，去面不用）

上为末，炼蜜圆，如小鸡头大。每服一圆，米饮化下。百日以上，一岁以下，服半圆，乳汁化下。

【笺正】

此亦消积清热杀虫之法，与前大胡连、大芦荟、胆矾圆诸方，互相为用。而是方较为和平，轻症宜此；而热盛者，尚非此圆所能胜任。小鸡头大概指芡实之较小者。

第一百十五方　青金丹

疏风利痰。

芦荟、牙硝、青黛各一钱　使君子三枚　硼砂、轻粉各五分　蝎梢十四个

上末，磨香墨拌圆，麻子大。每三圆，薄荷汤下。

【笺正】

此方为清热涤痰而设，热痰实积宜之。方下所谓疏风者，古以蝎梢为风药也。然蝎仅用尾，实是泄导下行。药理当如此解，非能疏泄外风者。

第一百十六方　烧青圆

治乳癖。

轻粉、粉霜碉（砂）各一钱　白面二钱　玄精石一分白丁香一字　定粉一钱　龙脑十字

上同一处研，令极细，滴水和为一饼，以文武火烧熟勿焦，再为末，研如粉面，滴水和圆如黄米。每服七圆，浆水化下。三岁以下服五圆，量儿大小，加减服之。此古方也。

【笺正】

此亦消积法，碙砂当即硇砂，必不可用，前已言之；且本书此类方药，亦已甚多，可不全备；而此方龙脑分量更重，尤甚不妥。且十字之分量，古书未见，盖亦有误。

第一百十七方　败毒散

治伤风、瘟疫、风湿，头目昏暗，四肢作痛，增寒壮热，项强睛疼，或恶寒咳嗽，鼻塞声重。

柴胡（洗，去芦）、前胡、川芎、枳壳、羌活、独活、茯苓、桔梗（炒）、人参各一两　甘草半两

上为末，每服二钱，入生姜、薄荷煎，加地骨皮、天麻；或㕮咀，加蝉蜕、防风。治惊热可加芍药、干葛、黄芩；无汗加麻黄。

【笺正】

此风寒外感之通治方，所谓人参败毒散者是也。方药未免太泛，然每一煎剂，仅用二钱，固亦可备家庭不时之需。方后谓治惊热，则内热生风，必非表药所能妄试。毫厘千里，不可不别。

周澄之曰：聚珍本方末无加地骨皮。以下有云：此古方也。钱氏加甜葶苈半两，薄荷叶半两，名羌活散，盖阎氏注也。

附　方

　　周澄之曰：聚珍本较此本少凉惊圆（名同方异）、粉红圆、阿胶散、涂囟法、浴体法、甘桔汤、利惊圆、消积圆、花火膏、百祥圆、牛李膏、宣风散、蛇黄圆、镇心圆（名同方异）、抱龙圆、五福化毒丹、当归散、安虫圆、芜荑散、人参生犀散、羊肝散、葶苈圆、生犀磨汁、使君子圆、青金丹（名同方异）、烧青圆共二十六方，而别有木瓜圆、青金圆、生犀散（与生犀磨汁，方同治异）、龙脑膏、栀豉饮子、白虎汤、大黄圆（名同方异）、镇心圆、钩藤膏、魏香散、凉惊圆、独活饮子、三黄散、人参散、槟榔散、黄芪散（名同方异）、地骨皮散（名同方异）、兰香散、傅齿立效散、蚵皮圆共二十方。其间龙脑膏、栀豉饮子、白虎汤、钩藤膏、魏香散五方，已见阎氏书中，余十五方，未知何出，附录于此，以备习是业者有所采焉。

附方第一　木瓜圆

　　止吐。

　　木瓜末、麝香、腻粉、木香末、槟榔末各一钱

　　上同研，面糊圆，如小黄米大。每服一二圆，甘草水下，无时服。

【笺正】

　　此方能降气宣通，故可止吐。

附方第二　青金圆

青黛（研）、雄黄（飞研）、胡黄连各半两　白附子（炮制）二钱　水银一钱（与腻粉同研）　熊胆（用温水化入）、芦荟（研）、蟾酥（研入）各一分　麝香半分　龙脑（研）、朱砂（飞研）、铅霜（研）各一字

上为细末，令匀，用熬过猪胆汁浸，蒸饼和圆，如黄米大。退惊治风，化虫杀疳，除百病，进乳食，治一切惊风天钓，目睛上视，手足搐搦，状候多端。用药一圆，温水化滴鼻中，令嚏喷三五次，更用薄荷汤下二圆即愈。如久患五疳，腹胀头大，四肢瘦小，好吃泥土，不思乳食，爱咬指甲，时抒眉毛，头发稀疏，肚上非①筋，及又患泻痢，并用米饮下二圆。如鼻下赤烂，口齿疳虫并口疮等，用乳汁研二圆，涂在患处。疳眼雀目，白羊肝一枚，以竹刀子批开，入药二圆在内，以麻缕缠定，用淘米泔煮熟，空腹食之。仍令乳母常忌鱼腥、大蒜、鸡、鸭、猪肉等。此药若隔三二日一服，永无百疾，不染横夭之疾。此古方也。钱氏独麝香比此加倍。

【笺正】

此方苦寒清热，重坠镇怯，故治内热疳积，天钓内风。然脑、麝芳香，开窍甚迅，治血冲脑经者，必不相宜。此古人未知有气火上升，脑神经受病之理，乃有此误，不可不为前贤补此缺陷。而水银腻粉，生研入药，亦必不妥。

天钓原是俗名，实即古之所谓痉直，后世谓之角弓反张，

---

①非：周学海本作"青"。义胜。

又名之为钓，何其可鄙可嗤，一至于此。

附方第三　生犀散

消毒气，解内热。

生犀凡盛物者，皆经蒸煮，不堪用，须生者为佳。

上一物，不拘多少，于涩器物中，用新①磨浓汁，微温，饮一茶脚许，乳食后，更量大小加减之。

【笺正】

此与前生犀磨汁方，主治虽异，而病理药理，可以会通。彼治血热之吐衄，并及痘疮不快，亦以里热熏灼，血液不能宣通，而致焦枯黑陷者言之。此云解热消毒，亦无非治热毒耳。犀角极坚，煮汁锉屑，皆不得力，必水磨而乃可有功。仲阳此方，用法极妙，况在今日，价重兼金，尤非磨汁不可。

附方第四　大黄圆

治风热里实，口中气热，大小便闭赤，饮水不止，有下证者，宜服之。

大黄一两（酒洗过，米下蒸熟，切片曝干）　川芎一两（锉）　甘草一分（锉炙）　黑牵牛半两（半生熟炒）

上为细末，稀糊和圆，如麻子大。二岁每服十圆，温蜜水，乳后服，以溏利为度；未利加圆数再服。量大小虚实用之。

————————

①新：此下周学海本有"水"字。

【笺正】

是方大黄、黑丑，攻涤极峻。而以川芎之升，甘草之缓，相辅相行，是亦调济之法。

附方第五　镇心圆

凉心经，治惊热痰盛。

甜硝（白者）、人参（切去芦，末）、甘草（炙，取末）、寒水石（烧）各一两　干山药、白茯苓各二两　朱砂一两　龙脑、麝香各一钱（三味并研碎）

上为末，熟蜜圆鸡头大。如要红，入坯子胭脂二钱，即染胭脂是也。温水化下半圆至一二圆，食后。

【笺正】

方亦重镇清热化痰之法，通补相济，威而不猛，用意固佳，但脑、麝分量虽轻，终与内热生惊之症，不甚针对。

附方第六　凉惊圆

硼砂（研）、粉霜（研）、郁李仁（去皮，焙干为末）、轻粉、铁粉（研）、白牵牛（末）各一钱　好腊茶三钱

上同为细末，熬梨为膏，圆绿豆大，龙脑水化下一圆至三圆。亦名梨汁饼子。及治大人风涎，并食后服。一本无白牵牛末。

【笺正】

方与前凉惊圆药物大异，而镇坠涤痰，泄降通腑，使痰热

并化，地道既通，庶几气不复升，惊搐俱定，以治痰热内滞，生风生惊等证，固自恰合；而是方并无脑、麝，不犯芳香以耗泄真气，尤其妥惬。

附方第七　独活饮子

治肾疳臭①候良方。

天麻、木香、独活、防风各一两　麝香少许（研细末和入）

上每服一钱匕，小者半钱，麦门冬熟水调下。

【笺正】

此牙疳初起之方也。牙疳古称肾疳，盖谓肾阴未充，胃火乃炽。是方合下共五方，所谓肾疳五候，由浅及深。此治初发之时，口气秽臭，尚未龈肿，故谓之臭息候。方有独活、防风者，制方之意，盖谓风热入胃，故用药如此。然此症实由胃中毒火，蕴结不宣，上蒸齿龈。其病最暴，甚至不三五日，即已穿腮落齿，腐臭缺唇，惨不可治。燎原之祸，非大剂凉解，直决西江之水，不能稍杀其炎上之威。断非风药所可妄试，岂徒无益，适以助其煽动，为害尤烈。宜鲜生地、鲜石斛、鲜大青（皆捣汁）、真金汁等频灌，庶可挽救三四。而马乳外洗内服，尤有奇功。大便不行者，更必承气汤先通地道，釜底抽薪，亟不可缓。

---

①臭：此下周学海本有"息"字。

附方第八　三黄散

治肾疳崩砂候良方。

牛黄、大黄、生地黄、木香、青黛各等分为末

上每服一钱匕，熟水调服。

【笺正】

此治齿龈已肿已腐之方。古称崩砂，义不可解。药用大黄，固为釜底抽薪之计。生地黄，即今之鲜生地，古用干也，止称地黄，不加生字。凡曰生地者，皆鲜生地也。

附方第九　人参散

治肾疳溃槽候良方。

肉豆蔻（炮）、胡黄连、人参、杏仁（炒）、甘草（炙）各等分为末

上每服一钱匕，小者半钱，温热水调服。

【笺正】

溃槽者，盖腐烂已甚，溃至齿根，其症已亟，故用胡连之大苦大寒。然此是一团毒火，顷刻燎原，必不当用参之补，而肉蔻温湿，更非所宜。

附方第十　槟榔散

治肾疳宣露候良方。

木香、槟榔、人参、黄连、甘草（炙）各等分为末

每服一钱，小者半钱，熟水调服。

【笺正】

宣露者，齿龈尽腐，露出牙根，其候更凶。槟榔泄降，黄连清火，犹为近似。人参、甘草，太觉无谓。

附方第十一　黄芪散

治肾疳腐根候良方。

黄芪（蜜炙）、牛黄、人参、天麻、蝎（去毒）、杏仁（炒）、白茯苓、川当归、生地黄（洗）、熟干地黄（洗）各等分为末

上每服小者半匕，煎天门冬熟水调服，麦门冬亦得。

【笺正】

牙疳而至腐根，已邻于穿腮落齿，焚身之祸，亟于眉睫，大剂沃焦，犹虞不及，何反以生芪二地等滋补从事，甚不可解。此上五方，虽自谓良方，而揆之病情药性，殊不相称，必无桴应之理，存而不论可也。此后三方亦同此弊，皆不可恃。

附方第十二　地骨皮散

治肾疳，龈腭牙齿肉烂腐臭，鲜血常出良方。

生干地黄半两　真地骨皮、细辛各一分　五倍子（炒令焦）二钱

上为末，每用少许傅之，频与功效多，不妨。议曰：《本经》所载，疳证有五，谓五脏所受，故得其名。今述肾疳一症，有五证候者，最为要急，不可同常。此疾具陈有五种，候

传迅疾可畏，乃知走马之号不诬。初发之时，儿孩口臭，上干胃口，气息臭郁，渐进损筋、龈肉生疮，或肿或烂，其齿焦黑；又进，从牙槽内发作疮疱，破溃脓烂；又进，热逼入脉，常血出，其热注久，牙龈腐坏，槽宽齿脱，六七岁孩落尽，不复更生，岂可治疗！今以妙方，宜速与，随其传变而理，不待疾作而后药也。

【笺正】

牙疳而至龈腭腐臭，鲜血自流，症情何等危急，此非大剂寒凉不可者。是方虽以地骨为主，而反有细辛之辛升，五倍之涩敛，皆与是病相反。古人制方之意，真不可晓。方后数行，文义颇多未顺，可以知此方制者之学问识力矣！

附方第十三　兰香散

治小儿走马牙疳，牙齿溃烂，以至崩砂出血齿落者。

轻粉、兰香（末）各一钱　密陀僧半两（醋淬为末）

上研如粉，傅齿及龈上，立效。议曰：婴儿受疳，证候多府，良由气郁三焦，疳分五脏，内有肾经，常虚得疳，名之曰急，以走马为喻，治疗颇难。此等证初作口气，名曰臭息；次第齿黑，名曰崩砂；盛则龈烂，名曰溃槽；又盛血出，名曰宣露；重则齿自脱落，名曰腐根。其根既腐，何由理之，嗟乎！豪家育子，哺以甘肥，肾堂受之虚热，或因母在难月，恣食厚味，令儿所招，俱非偶然而作。今将秘方述于后。

【笺正】

此亦病重药轻，必无小效。方后数行，文义尤其不堪。

附方第十四　傅齿立效散

鸭嘴　胆矾一钱匕（煅红研）　麝香少许

上研匀，每以少许傅牙齿龈上。又一方用蟾酥一字，加麝香和匀傅之。议曰：血之流行者荣也，气之循环者卫也。变蒸足后，饮食之间，深恐有伤于荣卫而作众疾。其或气伤于毒，血伤于热，热毒攻之，虚脏所受。何脏为虚？盖小儿肾之一脏常主虚，不可令受热毒，攻及肾脏，伤乎筋骨。唯齿受骨之余气，故先作疾。名曰走马，非徐徐而作。所宜服药，甘露饮、地黄膏、化毒丹、消毒散，其外证以前件立效散及麝酥膏傅之。切忌与食热毒之物。此疳不同常证，医宜深究保全为上。若用常方，难以痊愈。

【笺正】

胆矾燥湿杀虫，以敷牙疳，或可以治寻常轻症。若是走马急病，必非此等方药所能应手。方后一节文辞，殊未条达，持论亦极肤浅，不可为训。

附方第十五　蚵皮圆

治小儿五疳，八痢，乳食不节，寒温调适乖违，毛发焦黄，皮肤枯悴，脚细肚大，颅解胸陷，渐觉尪羸，时发寒热，盗汗，咳嗽，脑后核起，腹内块生，小便涩浊，脓痢淀青，掉眉咬指，吃土甘酸，吐食不化，烦渴并频，心神昏瞀，鼻赤唇燥，小虫既出，蚘虫咬心，疳眼雀目，名曰丁奚。此药效验如神。

蚵皮（酒浸，去骨焙）、白芜荑（去皮）、黄连（去须）、胡黄连各一两半　青黛半两（为衣）

上件研为细末，猪胆汁面和圆，如粟米大。每服三十圆，用饭饮吞下，食后，临卧，日进三服。

【笺正】

蚵皮亦作蚵蚾，濒湖音可皮，蟾蜍之别名。李谓其皮癗蚵也。按《集韵》蚾读"补火切"，音"播"。蟾蜍辛凉，解毒杀虫，乃儿科疳热虫积最要灵药。是方合以二连芜荑，尤为疳热虫积通用良方。